HEART nursing 2017年 秋季増刊

IABP・PCPS・VADの
ケアの写真がいっぱい！ あなたもできる！

完全版

ナースのための
補助循環

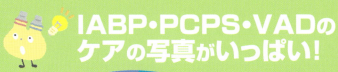

監修
兵庫県立尼崎総合医療センター看護管理室
看護部次長　集中ケア認定看護師
山名 比呂美

医学監修
兵庫県立姫路循環器病センター循環器内科 医長
大石 醒悟
国立研究開発法人 国立循環器病研究センター移植医療部 医長
瀬口 理

MC メディカ出版

IABP・PCPS・VADの看護に携わるナースの皆さんへ

　心臓のポンプ機能が破綻し、内科的治療では循環を維持できない重篤な状態にある患者さんに対して、心臓のポンプ機能や肺機能の代替として補助循環装置が用いられます。

　体外循環を施行中の患者さんに安全かつ必要な看護ケアを選択するためには、臨床判断が重要となります。それには、体外循環の原理から機器管理などの幅広い専門的知識と技術が不可欠です。さらに体外循環の管理には、医師・看護師・臨床工学技士との情報共有や連携が重要となります。

　本書では単に補助循環の基本を解説しているだけでなく、「何を観察するのか」「起こっている現象は何が原因で起こっており、どのように判断するのか」「どのように看護を提供するのか」「合併症をどのように予防していくのか」などを医師、看護師、臨床工学技士の視点から、エキスパートならではの「コツ」や「ワザ」を含めてわかりやすく記しています。

　さらに臨床でより活用しやすいように、できるだけわかりやすく、写真やイラストを多く用いて一目で理解できるように努めました。知識レベルを「初級」「中級」「上級」と設定して、その知識の習得レベルを自己評価できるように考えています。臨床で看護師が、復習や確認に使え、「見てわかる」をコンセプトに内容を吟味した補助循環の本です。

　体外循環というだけで、"特別で複雑な機器、看護も難しいのでは……"という苦手意識を持つ看護師も多いのではないでしょうか？　でもこの一冊があれば大丈夫、苦手意識の克服の一歩になれば幸いです。

　ぜひ、多くの看護師に本書を手にしてもらい、臨床の場で実践に役立てていただきたいと思います。患者さんへのより良い看護の提供につながることを願います。

　最後に、多忙な中、医学監修を務めていただいたお二人の先生方をはじめ、快く執筆を引き受けていただいた皆さまに深く感謝申し上げます。また、執筆にあたり、配慮いただいたメディカ出版編集部の皆さまにもお礼を申し上げます。

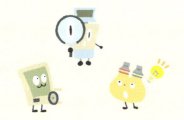

兵庫県立尼崎総合医療センター看護管理室
看護部次長　集中ケア認定看護師

山名 比呂美

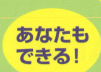

IABP・PCPS・VADのケアの写真がいっぱい！
あなたもできる！ 完全版 ナースのための **補助循環**

監修
兵庫県立尼崎総合医療センター看護管理室
看護部次長　集中ケア認定看護師
山名 比呂美

医学監修
兵庫県立姫路循環器病センター循環器内科 医長
大石 醒悟
国立研究開発法人 国立循環器病研究センター移植医療部 医長
瀬口 理

CONTENTS

IABP・PCPS・VADの看護に携わるナースの皆さんへ …… 3
執筆者一覧 …………………………………………………… 7

はじめに

補助循環を理解しよう！ ……………………………………… 10
〜補助循環 どこまでわかってる？ チェックリストつき〜

第1章 IABP

1. IABPはどんな機器？ …………………………………… 18
2. IABPのしくみ …………………………………………… 24
3. IABPの適応と禁忌 ……………………………………… 32
4. IABP装着時の実際と看護のポイント ………………… 38
5. IABP装着中の実際と看護のポイント ………………… 45
6. IABP抜去の実際と看護のポイント …………………… 57
7. IABPの合併症 …………………………………………… 64
8. IABP機器のトラブルQ＆A …………………………… 72
9. IABP装着患者さんのトラブルQ＆A ………………… 80

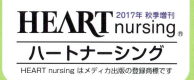

第2章 PCPS

1. PCPSはどんな機器？ ……… 86
2. PCPSのしくみ ……… 95
3. PCPSの適応と禁忌 ……… 101
4. PCPS装着時の実際と看護のポイント ……… 109
5. PCPS装着中の実際と看護のポイント ……… 117
6. PCPS抜去の実際と看護のポイント ……… 130
7. PCPSの合併症 ……… 139
8. PCPS機器のトラブルQ＆A ……… 147
9. PCPS装着患者さんのトラブルQ＆A ……… 153

第3章 VAD

1. VADはどんな機器？ ……… 164
2. VAD（LVAD）のしくみ ……… 172

CONTENTS

3 VADの適応と禁忌 ········· 186

4 体外設置型VAD装着の実際と急性期看護のポイント ······· 193

5 体外設置型VAD装着の実際と回復期看護のポイント ······· 198

6 植込型VAD装着の実際と急性期看護のポイント ·············· 202

7 植込型VAD装着の実際と回復期看護のポイント ·············· 209

8 植込型VADの患者教育のポイント ················· 215

9 植込型VADの外出・外泊トレーニングのポイント ············· 220

10 VADの合併症 ················· 226

11 植込型VAD装着患者さんの外来看護のポイント ············· 233

12 VAD装着患者さんにおける精神的ケア ················· 243

13 VADのトラブルQ＆A ················· 252

INDEX ················· 262

表紙・本文デザイン●神原宏一
イラスト●ニガキ恵子

執筆者一覧

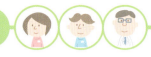

監修
兵庫県立尼崎総合医療センター看護管理室　看護部次長　集中ケア認定看護師
山名比呂美

医学監修
兵庫県立姫路循環器病センター循環器内科　医長　**大石 醒悟**

国立研究開発法人 国立循環器病研究センター移植医療部　医長　**瀬口 理**

はじめに
兵庫県立尼崎総合医療センター看護管理室　看護部次長　集中ケア認定看護師　**山名比呂美**

第1章 IABP

- 1 2 8　兵庫県立尼崎総合医療センター臨床工学室　主任　**假屋成耕**
- 3　兵庫県立姫路循環器病センター循環器内科　医長　**宮田大嗣**
- 4 5 6 7 9　兵庫県立尼崎総合医療センターCCU　慢性心不全看護認定看護師　**宮地さやか**

第2章 PCPS

- 1 2 8　兵庫県立姫路循環器病センターME管理室　課長補佐　**大上哲也**
- 3　兵庫県立姫路循環器病センター循環器内科　医長　**宮田大嗣**
- 4 5 6 7 9　兵庫県立姫路循環器病センター救命救急センターCMCU-Ⅱ　集中ケア認定看護師　**岸本 博**

第3章 VAD

- 1 2　国立研究開発法人 国立循環器病研究センター臨床工学部　臨床工学技士　**西岡 宏**
  　　　同　臨床工学技士長　**林 輝行**
- 3 13　国立研究開発法人 国立循環器病研究センター移植医療部　医長　**瀬口 理**
- 4 6　国立研究開発法人 国立循環器病研究センター看護部CCU　副看護師長　集中ケア認定看護師　**原田愛子**
- 5　国立研究開発法人 国立循環器病研究センター看護部8階西病棟　看護師　**前野敏士**
- 7　国立研究開発法人 国立循環器病研究センター看護部重症心不全・移植病棟　看護師　**永井孝明**
- 8 11　国立研究開発法人 国立循環器病研究センター看護部　副看護師長　**堀 由美子**
- 9　国立研究開発法人 国立循環器病研究センター看護部移植医療部　副看護師長　**三好英理**
- 10　国立研究開発法人 国立循環器病研究センター移植医療部　**中島誠子**
- 12　国立研究開発法人 国立循環器病研究センター看護部　副看護師長　緩和ケア認定看護師　**河野由枝**

はじめに

はじめに

兵庫県立尼崎総合医療センター看護管理室
看護部次長　集中ケア認定看護師
山名比呂美 やまなひろみ

補助循環を理解しよう！

1 急性期の循環器疾患看護の特徴

　循環器疾患の急性期は急激な病状の変化が起こりやすく、生命予後に関わる場合が多く、解剖生理など循環管理に必要な基礎知識（**図1、2**）を持ち、瞬時の正しい循環評価を行い、異常を早期に発見することが重要となります。補助循環によって循環動態の維持を余儀なくされている患者さんも多く見受けられます。急性期の循環器疾患看護は、刻々と変化する患者さんの状態を綿密に観察し、多くの医療機器を管理しながら、正確な薬剤投与が求められます。

2 「補助循環」とは

　機能障害に陥った心臓の代わりに循環維持を行う目的や役割を持つものを総称して「補助循環」と呼びます。薬物療法などの内科的治療（輸液や血管拡張薬、強心薬など）では循環維持が困難な患者

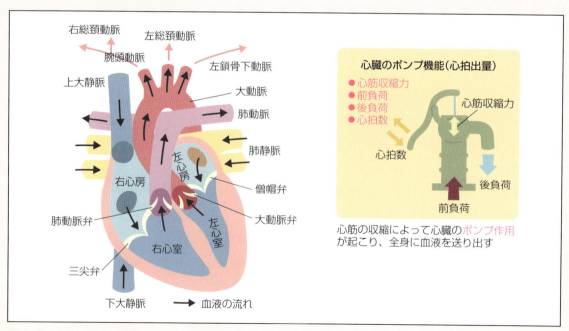

図1 ● 心臓のしくみと働き

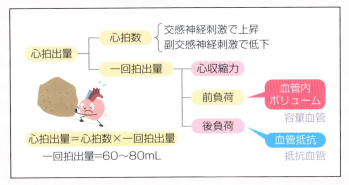

図2 ●心拍出量を規定する因子

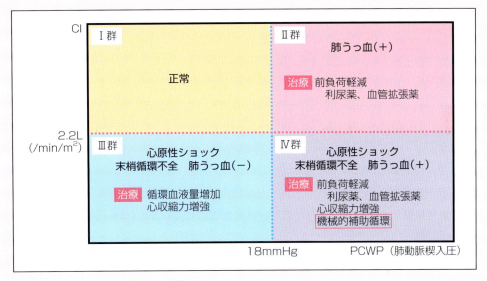

図3 ●フォレスター分類と心原性ショック

さんに対して、心臓の機能が元に戻るまで①全身臓器・組織への血流維持、②心臓負荷の軽減、③冠血流の増加を行います。これによる心筋への酸素補給増大を目的に使用し、一時的に心臓の代わりをして循環を維持させます**(図3、4[1])**。

❸ 機械的補助循環：IABP、PCPS、VAD

　機械的補助循環には、心臓の収縮力を有効に利用する「圧補助法」と、ポンプ機能を補助・代行する「流量補助法」があります。機械的補助循環法の代表的なものには、圧補助を目的とする大動脈内バルーンパンピング（intra aortic balloon pumping；IABP）、流量補助を目的とする経皮的心肺補助装置（percutaneous cardiopulmonary support；PCPS）、ポンプ機能を補助・代行する補助人工心臓〔ventricular assist device あるいは system；VAD（S）〕があります。IABPやPCPS、VADの補助効果によって循環を維持している患者さんにとっては、生命維持装置といえます。小さなトラブルが

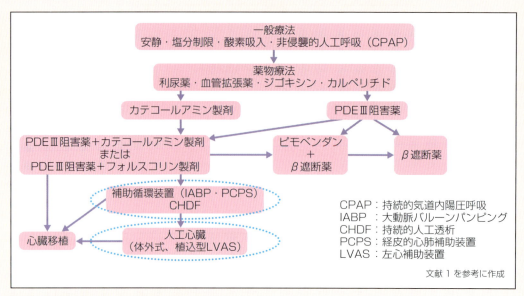

図4 急性心不全治療のプロトコル

重大事故につながり、循環動態を破綻させて生命の危機に陥る可能性を秘めていることを十分に認識して、安全管理に努めなければなりません。

24時間365日、患者さんのそばにいて「わずかな変化」に気が付くのは、わたしたち看護師です。安全で安楽な看護を提供するために、専門性の高い補助循環の知識を身に付け、患者さんの心機能を含む全身状態と補助循環（IABP、PCPS、VAD）の持っている機能を十分理解しておく必要があります。

4 補助循環の使い分け

補助循環は、心臓への補助（左室機能の補助）の割合で使い分けます**（表1）**。表1を理解して、常に補助循環の効果が最大限に発揮できているかを統合的に観察して、アセスメントしていかなければなりません。

5 補助循環に携わる看護師に必要なこと

まず、補助循環の基本的な知識と、補助循環による治療効果の判定、補助循環施行中の患者さんに異常がないかを観察するための血行動態モニタリングに関する知識は、看護師にとって必須であり、十分に理解しておかなければケアはできません。

全身状態やモニタリングなどから得られるデータをもとにアセスメントを行って、「患者さんに今、何が起こっているのか」「どのような状況に陥っているのか」を補助循環の機器を含めて把握することは非常に重要で、適切に対応することにつながります。そのために、解剖生理、疾患、検査データ、モニタリングデータ、薬剤などの知識に加え、フィジカルアセスメント能力や判断力を身に付けましょう。

表1 ●補助循環の使い分け

	IABP	PCPS	VAD
外観			
効果	●左室後負荷の軽減	●両心室の前負荷を軽減 ●呼吸補助	●両心室の前負荷を軽減 ●安定した循環補助
心補助率	●15〜20％程度 ●自己心機能に依存	●50〜70％程度	●90〜100％程度 ●安定した循環補助（長期間）
補助効果	圧補助	流量補助	流量補助
肺機能補助効果	なし	可能	なし
補助期間	●数日〜数週	●数日〜数週	●体外設置型：数カ月（交換により数年も可） ●植込み型：数カ月〜数年

　ここまで言ってしまうと、循環器疾患というだけでも苦手と思っているのに、さらに補助循環なんてわけがわからないと思わせてしまったかもしれません。でも、気付きの遅れや機器のトラブルが患者さんの命を左右することを、いつも肝に銘じておいてほしいのです。補助循環の機器の理解や挿入中・挿入後の機器管理が、患者さんにとって安全な医療・看護につながるということを忘れないでいてほしいのです。安全な医療・看護を提供することは「質」を保障することにつながります。

　補助循環を装着している患者さんに安全で安楽な看護を提供するために、補助循環について一つひとつ理解を深めていくことが大切であると考えます。自らが積極的に学び、自己の知識と実践とを照らし合わせながら、一致させることを積み重ねることで、専門的知識とスキルの習得につながり、さらに自信につながります。

⑥補助循環装着患者さんへのチーム医療の提供をめざして

　補助循環を装着している患者さんに、医師、看護師、臨床工学技士が協働してチーム医療を提供することが重要となります。本増刊では、臨床の場で実践に生かせるように、医師、看護師、臨床工学技士それぞれの専門的な目線で、補助循環についてがわかりやすく解説されています。本増刊をいつもそばに置き、バイブルとして活用していただき、ボロボロになるほど愛用してもらえることを願っています。

補助循環 どこまでわかってる?

チェックリスト

IABP

初級
- [ ] IABPのしくみがわかる
- [ ] IABPのモニター画面とコントロールパネルの部位がわかる
- [ ] IABPの駆動モードとトリガー設定について理解している
- [ ] IABPの目的と効果（収縮期や拡張期における冠血流の変化など）がわかる
- [ ] IABPの適応と禁忌がわかる
- [ ] IABP挿入に必要な物品と介助の注意点がわかる
- [ ] IABP挿入中のケアと観察のポイントがわかる

中級
- [ ] 抜去時のケアと観察のポイントがわかる
- [ ] バルーンの留置位置がわかり、位置異常で起こる合併症を理解している
- [ ] X線写真でバルーンカテーテルの先端位置を確認できる
- [ ] 駆動のタイミング（膨張のタイミングと収縮のタイミング）がわかる
- [ ] 正常な動脈波形がわかる
- [ ] 抗凝固療法に使用する薬剤作用、副作用や使用方法、使用上の注意事項を理解している
- [ ] IABPのウィーニング時の観察のポイントと循環変動時の対応について理解している

上級
- [ ] 正常駆動波形と異常時の波形を理解し、異常が早期発見できる
- [ ] アラームメッセージを理解して、アラームに対応できる
- [ ] 重大な合併症を理解して観察と予防対策が行える

はじめに

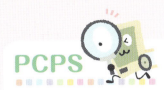

初級
- ☐ PCPSのしくみがわかる
- ☐ PCPSのコントロールパネルの部位がわかる
- ☐ PCPSの目的と効果がわかる
- ☐ PCPSの適応と禁忌がわかる
- ☐ PCPS挿入に必要な物品と介助の注意点がわかる
- ☐ PCPS挿入中のケアと患者さんの観察のポイントがわかる
- ☐ PCPS機器の観察のポイントがわかる

中級
- ☐ PCPS挿入中の循環目標と注意点がわかる
- ☐ PCPSウィーニングの基準、評価、手順がわかる
- ☐ PCPS離脱の評価と手順がわかる
- ☐ PCPSウィーニング時の観察項目とポイント、循環変動時の対応について理解している
- ☐ PCPS抜去時のケアと観察のポイントがわかる

上級
- ☐ ミキシングゾーン（mixing zone）の位置による自己心の評価を理解している
- ☐ ミキシングゾーンが変動した場合の原因と対応を理解している
- ☐ アラームメッセージを理解して、アラームに対応できる
- ☐ 重大な合併症を理解して観察と予防対策が行える

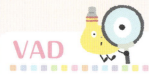

VAD

初級
- [ ] VAD（体外設置型・植込型）のしくみがわかる
- [ ] VAD（体外設置型）のコントロールパネルの部位がわかる
- [ ] VAD の目的と効果がわかる
- [ ] VAD の適応と禁忌がわかる
- [ ] VAD（体外設置型）挿入中のケアと患者さんの観察のポイントがわかる
- [ ] VAD 機器の観察のポイントがわかる

中級
- [ ] VAD（体外設置型・植込型）機器の取り扱い時の留意点がわかる
- [ ] VAD（体外設置型・植込型）装着患者さんの日常生活の留意点を理解し、必要な援助ができる
- [ ] VAD のリハビリテーションプログラムを理解し、安全に実施できる方法がわかる
- [ ] 循環変動時の対応について理解している
- [ ] 家族へ日常生活の留意点を説明することができる

上級
- [ ] 患者さんの心理的な問題に対して専門家へつなぐことができる
- [ ] 重大な合併症を理解して観察と予防対策と早期発見が行える

引用・参考文献

1) 中桐啓太郎. "循環管理の基礎と補助循環". はじめての補助循環：カラービジュアルで見てわかる！ナースのためのIABP・PCPS入門書. 向原伸彦監. 大阪, メディカ出版, 2013, 8-26.
2) 澤芳樹. "総論". 研修医, コメディカルのためのプラクティカル補助循環ガイド. 大阪, メディカ出版, 2011, 6-8.
3) 大谷朋仁. "心不全の非薬物療法①循環補助". ナースがわかる＆はなせる心不全まるわかり BOOK. HEART nursing 2016 年春季増刊. 佐藤直樹監. 大阪, メディカ出版, 2016, 67-80.

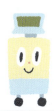

IABP 第1章

第1章 IABP

1 IABPはどんな機器？

兵庫県立尼崎総合医療センター臨床工学室
主任
假屋成耕 かりやせいこう

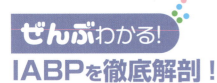

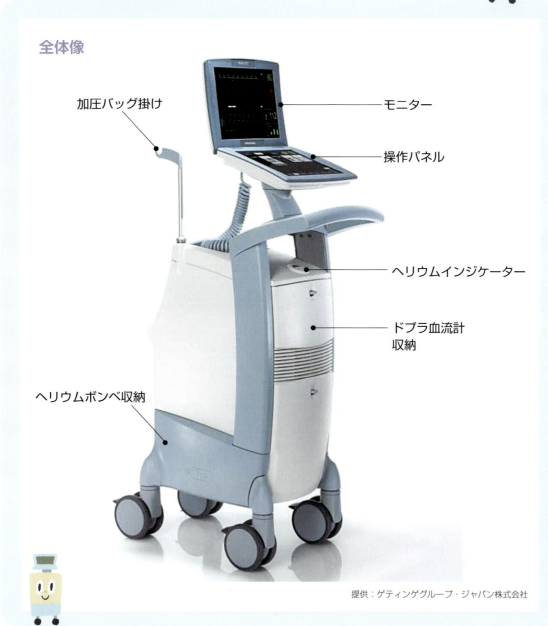

全体像

- 加圧バッグ掛け
- モニター
- 操作パネル
- ヘリウムインジケーター
- ドプラ血流計収納
- ヘリウムボンベ収納

提供：ゲティンゲグループ・ジャパン株式会社

背面像

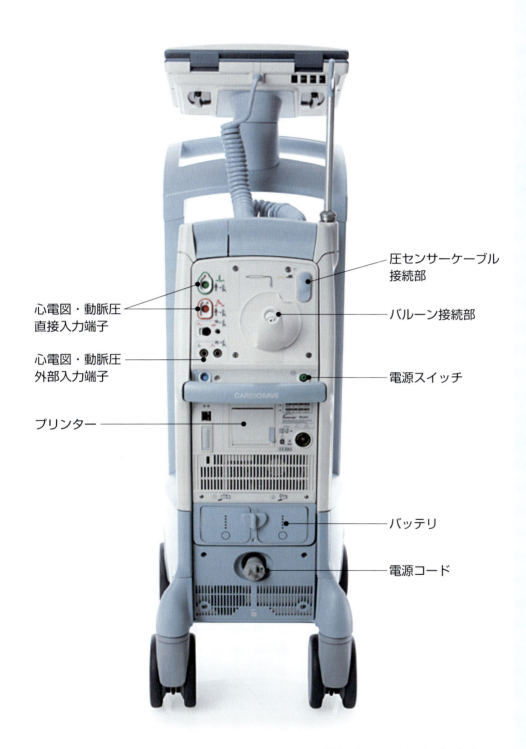

- 圧センサーケーブル接続部
- 心電図・動脈圧直接入力端子
- バルーン接続部
- 心電図・動脈圧外部入力端子
- 電源スイッチ
- プリンター
- バッテリ
- 電源コード

提供：ゲティンゲグループ・ジャパン株式会社

チューブ・ケーブル接続部（機器背面）

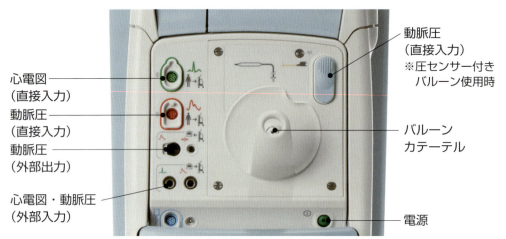

提供：ゲティンゲグループ・ジャパン株式会社

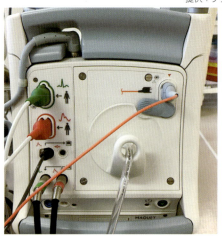

チューブ・ケーブル装着時

バルーンカテーテル

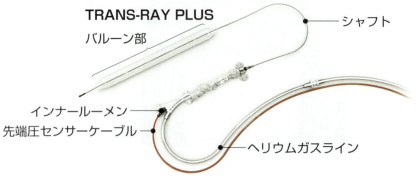

提供：ゲティンゲグループ・ジャパン株式会社

IABPの観察ポイントはここ!

モニター画面

心電図
心電図波形にノイズが混入していないか、R波が大きくとれているか確認する

動脈圧
動脈圧波形にノイズなまりがないか確認する

バルーン内圧
異常波形になっていないか確認する

アラーム表示
アラーム内容は操作画面で確認できる

バッテリ残量
バッテリ残量および電源コードがコンセントに接続されていることを確認する

トリガーレート、トリガー源
設定されたトリガー源であること、トリガーレートがダブルカウントされていないことを確認する

動脈圧、オーグメンテーション圧
数値で動脈圧・オーグメンテーション圧が確認できる

アシスト比
設定されたアシスト比か確認する

ヘリウム残量
ヘリウム残量が十分か確認する。残量が少なくなると表示レベルが下がり、赤色に変わる

操作画面

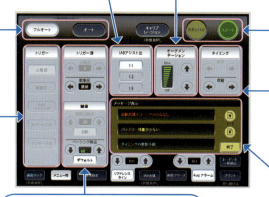

アシスト比
アシストの比率を設定する

オーグメンテーション調整
バルーン内のヘリウム量を調節する

モード設定
モード(フルオート、オート)を設定する

トリガー
トリガーを心電図・動脈圧・ペーシング・インターナルから選択する

トリガー源
心電図・動脈圧のトリガー源を直接入力信号または外部入力信号から選択する

スタート・ストップ
補助の開始・停止ができる

収縮・拡張タイミング
バルーンの収縮・拡張のタイミングを早めたり遅くしたりできる

アラーム関連メッセージ
アラームの内容・対処方法が表示される

提供:ゲティンゲグループ・ジャパン株式会社

ヘリウムボンベ

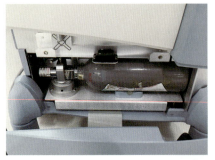
ヘリウムボンベ

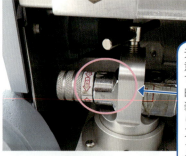
ヘリウムボンベ元栓

元栓の開け忘れに注意が必要。開け忘れていても前回の使用時のヘリウムガスが装置内に残っており、そのヘリウムガスで駆動できてしまうため、開け忘れに気付きにくくなる

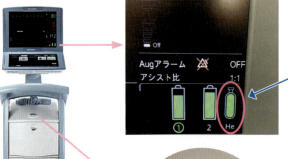

モニター上でヘリウム残量が確認できる。ヘリウムが減ってくると緑の表示レベルが下がり、赤に変わる

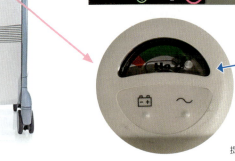

装置側でもヘリウムボンベ内のガス圧が表示され、残量を確認できる

提供：ゲティンゲグループ・ジャパン株式会社

バッテリ

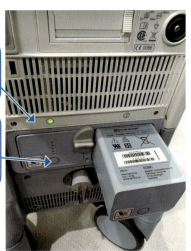

バッテリが正しく装着されているとランプが点灯する

背面にある○ボタンを押してバッテリ残量を確認することもできる

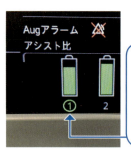

モニター上で2本あるバッテリ表示では、それぞれのバッテリ残量が確認できる。マルで囲まれた数字のバッテリが現在使用中であることを示す

電源コンセント・コード固定

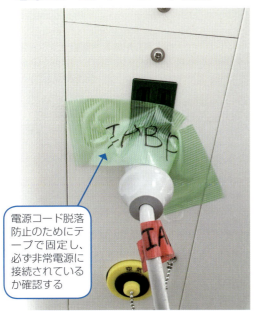

電源コード脱落防止のためにテープで固定し、必ず非常電源に接続されているか確認する

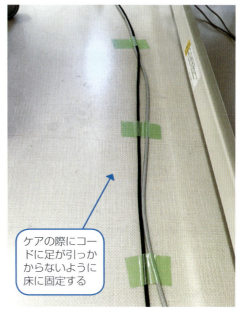

ケアの際にコードに足が引っかからないように床に固定する

チューブ・ケーブル接続部

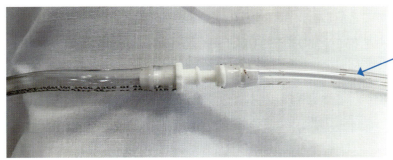

しっかりとチューブが接続されているか確認する。チューブが引っぱられた際にバルーンカテーテルが抜けないように、チューブ接続部にはわざとロック機構が付いていない

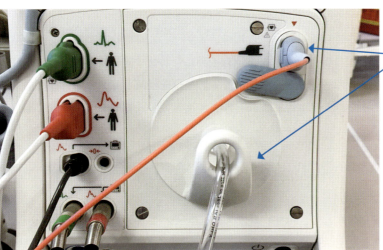

ケーブルが奥までしっかり接続されているかを確認。また、ケーブルの折れ曲がりは断線の原因となる

第1章 IABP

2 IABPのしくみ

兵庫県立尼崎総合医療センター臨床工学室
主任
假屋成耕 かりやせいこう

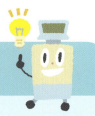

さくっと理解！

　IABPは経皮的にバルーンカテーテルを下行大動脈に留置し、心臓の拍動に合わせて駆動装置から供給されるヘリウムガスによりバルーンを拡張・収縮させることで圧補助を行う補助循環法です。
　IABPによって期待される効果は大きく2つあります。1つ目は、心臓の収縮期直前に今まで拡張していたバルーンを収縮させることによって「システリック・アンローディング（systolic unloading）」と呼ばれる心臓の後負荷軽減効果が得られます。これにより心臓は全身へ血液を楽に送り出すことができます。2つ目は、心臓の拡張期にバルーンを拡張させることによって「ダイアストリック・オーグメンテーション（diastolic augmentation）」と呼ばれる拡張期の血圧上昇効果が得られます。心臓を栄養する冠動脈は、拡張期に血液がよく流れるしくみになっており、拡張期の血圧上昇により冠動脈の血流が増加します。

1 はじめに

　IABPは、補助循環法として最も頻繁に用いられています。主に大腿動脈から経皮的にバルーンカテーテルを挿入し、下行大動脈に留置します。心臓の拍動に合わせて駆動装置から供給されるヘリウムガスによりバルーンを拡張・収縮させることで、心臓の後負荷軽減と冠動脈の血流増加を目的として用いられています。IABPによる補助効果は15～20％程度といわれています[1]。

2 IABPの構成

1．駆動装置（コンソール）

　駆動装置（**図1**）は心臓に同期して、ヘリウムガスをバルーンに送って拡張・収縮させる装置です。
　付属品（**図2**）として外部信号（心電図、動脈圧）入力ケーブル、心電図ケーブル、動脈圧ケーブルなどがあります。機種によってはドプラ血流計も付属しています。

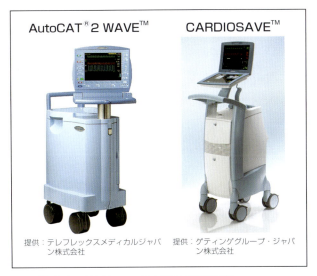

図1 ● 当院で使用しているIABP駆動装置

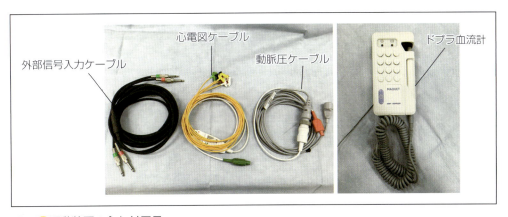

図2 ● 駆動装置の主な付属品

2. 駆動ガス

　バルーンの拡張・収縮には、ヘリウムガスが用いられています。ヘリウムガスは水素ガスに次いで軽い気体であり、バルーンの拡張・収縮の応答性が良いのが特徴です。水素ガスは爆発の危険性があり使用できません。しかし、ヘリウムガスは血液に溶けにくいため、バルーン破裂によるガス漏れには注意が必要です。

　ヘリウムガスボンベ**（図3）**は装置内部に格納されています。ボンベは満充填されている状態で2カ月程度まで連続使用可能です。

3. バルーンカテーテル

●バルーンカテーテルの構造

　基本的なバルーンの構造は、バルーン部とシャフト部から成ります**（図4）**。バルーンの材質は耐久性、抗血栓性に優れているポリウレタンが用いられています。

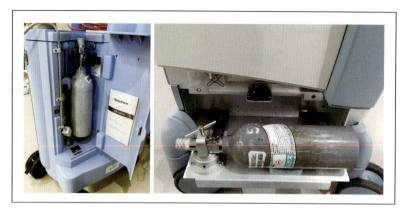

図3 ● ヘリウムガスボンベ

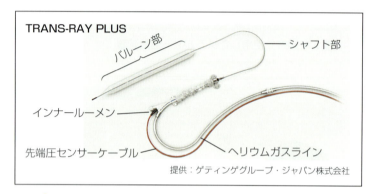

図4 ● バルーンカテーテル

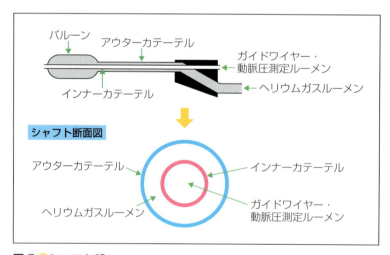

図5 ● シャフト部

　シャフト部はアウターカテーテルとインナーカテーテルの同心状または偏心状の2重構造となっていて、アウターカテーテルとインナーカテーテルの間はヘリウムガスが通るガスルーメンになっています**（図5）**。インナーカテーテルの内腔は、バルーンカテーテル挿入時はガイドワイヤーの通るル

表1 ● 当院で使用しているバルーンカテーテルの比較

カテーテル名	YAMATO			TRANS-RAY PLUS（センサー付き）	
カテーテル外径（Fr.）	7.5			7.5	
バルーン容量（mL）	30	35	40	35	40
適合ガイドワイヤー（inch）	0.025			0.025	
バルーン長（mm）	178	203	229	203	229
バルーン径（mm）	16.0			16.0	
適応身長（cm）	140〜155	155〜165	165<	<165	165<

※ともにゲティンゲグループ・ジャパン社製

ーメンとして使用し、留置後は動脈圧モニター用ルーメンとして使用します。最近はバルーンカテーテルの先端に圧測定センサーが付いていて、動脈圧モニター用ルーメンを用いなくても大動脈圧が測定できるものもあります。

● 留置位置とバルーンサイズ

バルーンカテーテル（**表1**）は大腿動脈から挿入し、バルーンカテーテルの先端部が鎖骨下動脈の2cm下を目安に留置します（**図6**）。バルーンのサイズは主に25mL、30mL、35mL、40mLがあり、身長を基準に選択します。適正サイズより小さいバルーンを使用すると圧補助効果が小さくなり、大きいバルーンを使用するとバルーン長が長くなり、腹腔動脈や腎動脈をバルーンが閉塞し血流障害を引き起こす可能性があります。バルーンシャフトの太さは7〜8Fr.が主流で、細径化が図られています。

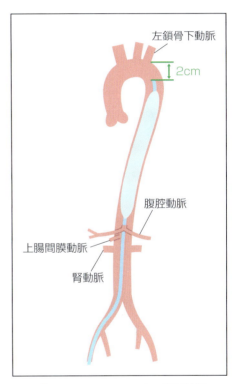

図6 ● バルーンカテーテルの留置位置

3 IABPの効果

1. 心臓の後負荷を軽減させるしくみ

心臓の収縮期直前にバルーンを収縮（デフレート）させることにより大動脈内の圧が急激に下がり、心臓は楽に血液を全身に送り出すことができるようになります。この効果を「シストリック・アンローディング（systolic unloading）」と呼びます（**図7**）。楽に血液を全身に送り出せる状態とすることで心臓の仕事量が減少し、酸素消費量を下げることができます。

2. 冠血流を増加させるためのしくみ

心臓が収縮期から拡張期に移行するときに大動脈弁が閉鎖します。大動脈弁閉鎖時に大動脈圧では

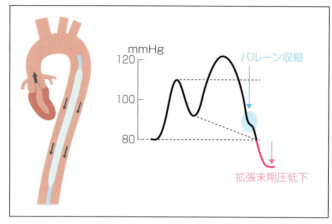

図7 ● バルーン収縮による後負荷軽減（シストリック・アンローディング）

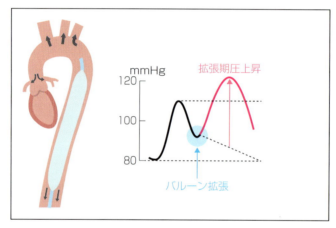

図8 ● バルーン拡張による拡張期圧上昇（ダイアストリック・オーグメンテーション）

ディクロティック・ノッチが観察されます。このディクロティック・ノッチに合わせてバルーンを拡張（インフレート）することにより、大動脈拡張期圧が上昇して冠動脈への血流が増加します。この効果を「ダイアストリック・オーグメンテーション（diastolic augmentation）」と呼びます**（図8）**。また、拡張期圧上昇により平均動脈圧も上昇し、冠動脈だけではなく脳や腎臓などへの血流も維持されます。

4 IABPの駆動タイミング

1. 適正な駆動タイミング

バルーン拡張・収縮のタイミングは、多くの駆動装置にフルオートモードが搭載されているため調整の必要がないことが多いですが、基本となる適正なタイミング**（図9）**を理解しましょう。バルーン拡張のタイミングは、大動脈圧上のディクロティック・ノッチに合わせます。心電図では、T波頂点よりやや遅れたあたりになります。

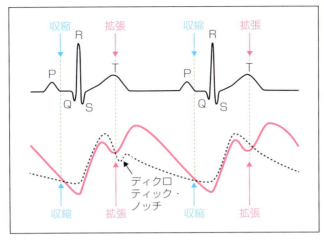

図9 ● 収縮と拡張のタイミング

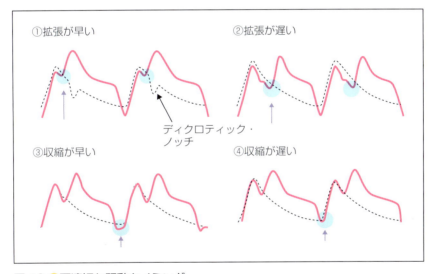

図10 ● 不適切な駆動タイミング

　また、バルーンの収縮は大動脈圧の収縮期圧が出る直前に合わせ、拡張末期圧が最低になるように調整します。心電図ではP波の終了からQRS波の直前に収縮させます。IABPの適切な駆動タイミングは、アシスト比を1：2にし、IABPに補助された圧と自己圧と比較するとわかりやすいです。

2. 不適切な駆動タイミング

　IABPは、バルーンの拡張と収縮のタイミングが心臓の拍動と適切に合ってこそ効果を発揮します。駆動のタイミングが合っていないと、逆に心臓の後負荷を増やしてしまう場合もありますので、駆動のタイミングが適切か観察することが重要です。

　図10の①のように拡張のタイミングが早いと、心室の収縮が終わる前（大動脈弁閉鎖前）に大動脈圧が上昇するため、後負荷が増大して心仕事量が増加します。②のように拡張のタイミングが遅い

と、後負荷は増大しませんが、オーグメンテーション効果が減少し、冠動脈の血流増加が不十分になります。③では早期に拡張末期圧が下がってしまい、後負荷軽減効果が不十分になります。④では①と同様に、心室の収縮が始まってもバルーンが拡張した状態で後負荷が増大して、心仕事量が増加します。

5 トリガー

　バルーンの拡張と収縮のタイミングを心臓の拍動と適切に合わせるために、主に心電図か動脈圧をトリガー（動作を開始するきっかけとなるものを指します）として用います。集中治療室では心電図トリガーが多く用いられ、電気メスなどで心電図にノイズが入る手術室では動脈圧トリガーが用いられます。

　心電図トリガーの場合、心電図電極の剥がれや体位変換時は心電図にノイズが入り、不適切な作動の原因となりますので、動脈圧トリガーに変更しましょう。動脈圧トリガー時は圧ラインチューブを振動させたり、動脈血採血を行ったりするとトリガーできなくなります。最近の駆動装置は、心電図トリガーが失われた場合に動脈圧トリガーに自動で切り替えてくれる機種もあります。また、失われていた心電図トリガーが復帰すれば元に戻ります。しかしながら、今、IABPが何のトリガーをしているかを確認しておくことは大切です。

　心電図や動脈圧以外にも、ペーシングスパイクにトリガーさせる方法や、人工心肺使用時などの心周期がない場合に使用するインターナル（非同期）もあります。

6 モニター波形

　IABP駆動装置のモニターには、心電図、動脈圧のほかに、バルーン内圧（**図11、12**）が表示さ

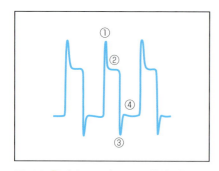

図11 バルーン内圧の正常波形
①アップシュート：バルーン拡張直後の圧
②ショルダー：バルーンが拡張し内圧が安定した波形
③ダウンシュート：バルーン収縮直後の圧
④ベースライン：バルーンが収縮し内圧が安定した波形

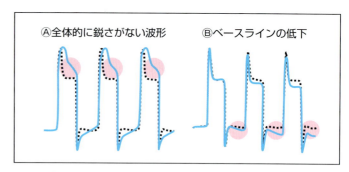

図12 バルーン内圧の異常波形
Ⓐアップシュートやダウンシュートが丸みを帯び、鋭さがない。原因はバルーンが完全に広がっていないこと、延長チューブの折れが考えられる。延長チューブの状態を確認する。
Ⓑベースラインが徐々に下がっている。原因はヘリウムガスのリーク。延長チューブに血液が混入していないか、チューブ接続部が緩んでいないか確認。

れています。バルーン内圧を理解することで、バルーンカテーテル、延長チューブの折れ曲がりや延長チューブ接続部からのヘリウムガスの早期発見につながります。

まとめ

　IABP は最も頻繁に用いられる補助循環法で、心臓の拍動に同期してバルーンを拡張・収縮させます。行っているのはこれだけで、非常に単純です。この単純な動作でシストリック・アンローディングとダイアストリック・オーグメンテーションの 2 つの効果を得ることができます。

　しかしながら、使いかたを誤ると、補助どころか心臓に負担をかけたり、合併症を引き起こすことになりかねません。また、IABP も自動化が進み、人間の手を加えなくても勝手にタイミングを調整し動いてくれますが、最終的には人間の目が必要です。少しでも IABP のしくみに興味を持ち、知識を得ることによって、IABP を患者さんにとって有益な治療にしましょう。

引用・参考文献

1) 田林正秀ほか. 大動脈バルーン・パンピング法の血行動態. 人工臓器. 2 (6), 1973, 355-61.
2) ゲティンゲグループ・ジャパン株式会社. CARDIOSAVE™ IABP Hybrid 取扱い説明書. 2016 年発行.
3) 田林晄一ほか. "大動脈内バルーンパンピング (IABP)". 研修医, コメディカルのためのプラクティカル補助循環ガイド. 澤芳樹監. 大阪, メディカ出版, 2011, 63-108.
4) 荒木康幸. IABP を知る：効果・適応・しくみ・注意点. HEART nursing. 24 (1), 2011, 21-40.

memo

第1章 IABP

3 IABPの適応と禁忌

兵庫県立姫路循環器病センター循環器内科
医長
宮田大嗣 みやたたいし

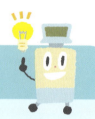

さくっと理解！

　IABPは大動脈内にバルーンを留置し、心拍に同期させ、拡張期にバルーンを膨らませ、収縮期にバルーンをしぼませることにより心臓の補助を行いますが、大きく2つの効果があります。

　①バルーンを拡張期に膨らませることにより、拡張期圧が上昇して冠動脈血流が増加します。この効果を期待して、重大な冠動脈疾患を有している患者さんの手術時に使用したり、冠動脈血流が低下している心筋梗塞症例などで用います。

　②心臓の収縮のタイミングに合わせてバルーンを収縮させることで、左心室の後負荷を軽減します。この効果により心原性ショック、重度に心機能が低下した心不全症例において、心仕事量の軽減、心筋の酸素消費量を軽減することができます。

　大動脈弁閉鎖不全症（aortic regurgitation；AR）があると、拡張期に左心室に血液が逆流するため、IABPは使用できません。またIABPを挿入する血管に狭窄があったり、バルーンを留置する胸腹部大血管に大動脈瘤・解離があれば使用禁忌となります。

1 はじめに

　IABPは挿入から駆動までが短時間で可能であり、また、カテーテルサイズが細径化され、挿入に伴う合併症が減少したことから、血行動態の破綻した患者さんに広く使用されています。一般的に心原性ショックに対する使用が最も多いですが、適用は拡大されつつあります。

　適応疾患を**表1**に示します。心原性ショックの原疾患はさまざまであり、急性心筋梗塞、急性心筋炎などが適応となります。また拡張型心筋症などの慢性心不全患者さんの急性増悪時にも使用

表1 ● IABPの適応症例

- 心原性ショック
- 難治性心不全
- 急性心筋梗塞（左冠動脈主幹部、左前下行枝近位部を病変とするもの）
- 心筋梗塞の合併症である心室中隔欠損、僧帽弁閉鎖不全
- 人工心肺装置からの離脱困難例
- 難治性心室不整脈
- 高度心機能低下、冠動脈に重大な狭窄がある症例のPCI、CABG時

されます。さらに急性心筋梗塞の合併症による心室中隔穿孔、僧帽弁閉鎖不全症においても積極的に使用されます。冠動脈疾患に対する経皮的冠動脈インターベンション（percutaneous coronary intervention；PCI）、冠動脈バイパス術（coronary artery bypass grafting；CABG）時に、冠動脈血流の補助を目的に使用されることもあります。

表2 ●急性心不全時の適応基準

カテコールアミン使用下でも以下の状態のとき
● 心係数（CI）：2.0L/min/m² 以下
● 収縮期血圧（SBP）：90mmHg 以下
● 肺動脈楔入圧（PCWP）：20mmHg 以上
● NYHA クラスⅣ

文献 1 を参考に作成

② IABP 挿入のタイミング

　IABP 挿入のタイミングとしては、カテコールアミン使用下でも**表2**[1] のように、血行動態が不安定な状態では早期に留置を検討する必要があります。いたずらにカテコールアミンのみの使用で心不全の改善に時間をかけるよりも、補助循環装置を早期から使用して、低心拍出量症候群（low cardiac output syndrome；LOS）を早く離脱することが重要になります。

　逆に、IABP の装着によっても血行動態が安定しない場合には、速やかに PCPS、VAD の使用を検討する必要があります。

③ 病態・治療ごとの IABP の適応

　IABP の適応について、病態・治療ごとに解説します。

1. 急性心筋梗塞による心原性ショックに対する IABP の使用

　急性心筋梗塞を起こすと、閉塞した冠動脈の支配領域の壁運動が低下して、心拍出量が低下します。灌流領域の大きい左冠動脈主幹部（left main trunk；LMT）や左前下行枝（left anterior descending artery；LAD）の近位部（＃6）の心筋梗塞では、急激に心機能が低下して心原性ショックに至ります。急性心筋梗塞では冠動脈の血行再建が通常行われますが、このような心原性ショック状態のときに、IABP は血行動態の維持に大きく寄与します。

　IABP の効果は大きく2つあります。①バルーンを拡張期に膨らませること（ダイアストリック・オーグメンテンション）により、拡張期圧が上昇して冠動脈血流が増加します。冠動脈の狭窄・閉塞により血流が低下している心筋梗塞症例には、非常に有効です。②心臓の収縮のタイミングに合わせてバルーンを収縮させること（シストリック・アンローディング）で、左心室の後負荷を軽減します。心機能が低下している心筋梗塞時にはこの後負荷の軽減の効果も大きく、血行動態の改善に寄与します。

2. 急性心筋梗塞による心室中隔穿孔・僧帽弁閉鎖不全症への使用

　急性心筋梗塞では心筋が壊死して、心室壁は非常に脆弱になります。この状態で心内圧がかかり、

心室中隔が破れると心室中隔穿孔に、乳頭筋が断裂すると僧帽弁閉鎖不全に進展します。その頻度は、心室中隔穿孔が1～3%、僧帽弁閉鎖不全症が1%といわれています[2]が、近年は閉塞血管の再灌流療法が発達し、その頻度が減少しています。

しかし、ひとたびこの合併症が発生すると、基本的に緊急の外科的手術が必要となります。また、発症とともに急激な心原性ショック状態に至ることから、緊急手術に持ち込むために血行動態を少しでも安定させる必要があります。この際にIABPが効果を発揮します。

心室中隔穿孔では左心室から右心室に血液が流入しますが、左心室と右心室の血圧差があるほど、血流が多く右心室に流れ込みます。シストリック・アンローディングにより後負荷を下げ、左室内圧を下げることにより、右心室に流れ出す血流量を抑制することが可能になります。また僧帽弁閉鎖不全症においても、シストリック・アンローディングにより左室内圧を下げることで、左心室から左心房への逆流を軽減することが可能となり、緊急手術への橋渡しができます。

3. PCI 時の IABP の使用

PCIとは、カテーテルによる冠動脈の再建のことを指します。冠動脈インターベンションは低侵襲に冠動脈の血行を再建することが可能であり、その症例数は非常に多くなっています。PCIに用いるデバイスの進歩によって、対象となる患者さんはより高齢に、対象病変はより複雑化してきています。その中で、過去に心筋梗塞の既往があり心機能が低下している、冠動脈の3枝ともに病変がある、高度に冠動脈が石灰化しているなどのハイリスク症例では、IABP使用が検討されます。

カテーテル治療はその治療の特性上、冠動脈内でバルーンを拡張している際には、一時的に冠動脈の血流が遮断されます。またバルーン拡張やステント留置時に冠動脈内のプラークを末梢の冠動脈に飛ばしてしまい、冠動脈血流が低下するなどの危険性があります。このとき、もともと心機能が低下している患者さんではショック状態となり、さらに冠動脈の血流低下から心原性ショックを引き起こすといった悪循環に陥ります。ハイリスク症例においては、PCIの開始前からIABPを挿入しておき、冠動脈血流を増加させること、また左心室の後負荷を軽減しておくことで、PCI中の心原性ショックを予防します。

4. 冠動脈バイパス術（CABG）時の IABP の使用

左冠動脈主幹部（LMT）病変や冠動脈3枝ともが狭窄・閉塞している狭心症に対しては、外科的に冠動脈バイパス術（CABG）が施行されますが、この手術の術前からIABPを使用することがあります。LMTが高度に狭窄した不安定狭心症の場合、手術時の麻酔の導入のみで血圧が低下して、これに伴いLMTが詰まる可能性が出てきます。この際にダイアストリック・オーグメンテンションで拡張期圧を増大させることで、LMT閉塞の危険性を回避できます。

また、近年CABGは、術中に人工心肺を使用しないオフポンプCABGが広く行われていますが、当然このとき、術中の血行動態は自己の心臓のみに依存しています。もともと陳旧性心筋梗塞などで左室機能が低下している症例では、術中操作により心拍出量がさらに減少し、血行動態が不安定になることがあります。このとき、IABPの使用により血行動態が安定し、冠動脈の血流を維持すること

表3 ● IABP 禁忌となる症例

症例	禁忌の理由
大動脈弁閉鎖不全症	● 拡張期にバルーンが拡張することにより、大動脈弁閉鎖不全症が増悪し、左心室の仕事量が増大する
胸部・腹部大動脈瘤	● バルーンの拡張・収縮により大動脈が破裂する危険性がある
大動脈解離	● 大動脈解離の進行の恐れがある
重度の石灰化を有する大動脈 広範にアテロームが沈着している大動脈	● バルーンの損傷や穿孔の危険性がある ● アテローム塞栓症のリスクがある
下肢閉塞性動脈硬化症	● バルーン挿入に伴い下肢血流が低下し、下肢虚血の恐れがある
重症感染症	● 人工物の血管内留置により、感染症が増悪する可能性がある
凝固異常・出血性素因	● 血小板減少、抗凝固療法により出血が助長される

を可能にします。

5. 薬剤抵抗性の致死性（心室）不整脈に対する IABP の有効性

薬剤抵抗性の心室不整脈の抑制に IABP が使用されることがあります。この IABP の機序は必ずしもはっきりとしていませんが、後負荷の減少や、冠動脈灌流圧の上昇により、心筋の虚血状態を改善させることが1つの理由とされています[3]。ただし、虚血性心疾患に起因しない心室不整脈においても IABP が有効であった報告[4]があり、血行動態が安定化することで、生体内の内因性のカテコールアミンを抑制することや、血行動態そのものの改善も不整脈の抑制に効果があると考えられています。

4 使用禁忌症例

表3 に示すような症例には使用禁忌となります。

高度な大動脈弁閉鎖不全症（AR）を有する患者さんへの IABP の使用は、絶対的な禁忌となります。AR がある場合、バルーンが拡張した際に血流が左室内に逆流するため、冠血流量は増加せず、左室容量が増大し、IABP による左室仕事量の軽減が得られません。

大動脈瘤がある場合は、IABP の駆動により大動脈瘤の破裂の危険性があり、また大動脈解離の症例においても IABP は解離を進展させるため、禁忌とされます。

重度の石灰化を有する大動脈においても、バルーン拡張による動脈解離の危険性や、バルーン自体が石灰化により損傷して穿孔する可能性があります。当院で経験した IABP 挿入による大動脈解離を示します **(図1)**。

また、大血管に広範囲にアテロームが存在する場合（動脈壁にコレステロールなどの脂肪質が沈着している）には、バルーンの拡張によるアテローム塞栓症のリスクがあり使用できません。アテローム塞栓症は脳・腎臓・腸管・四肢血管など、全身に塞栓症を起こし、死に至る合併症の1つです。

腸骨動脈や大腿動脈の狭窄・閉塞による下肢閉塞性動脈硬化症があれば、バルーンカテーテルが通過不能であり、禁忌となります。しかし、近年では腸骨動脈領域の経皮的血管形成術は比較的容易に

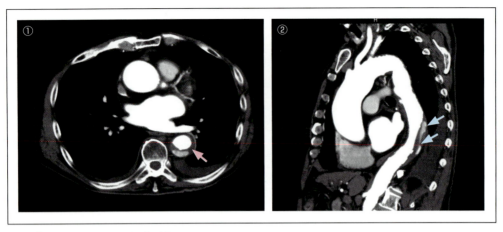

図1 IABPによる大動脈解離
①72歳、男性。心原性ショック状態で当院に転院搬送。カテコールアミン投与でも血圧低値であり、IABPを右大腿動脈から留置。写真はIABP抜去後の胸部CT（造影）であり、大動脈解離を認める（➤）。IABP挿入前のCTでは解離を認めておらず、またIABPは使用中、正常に作動していた。挿入後のバルーン拡張により起こったと判断された。
②胸部造影CT（矢状断）：ドベーキー分類Ⅲaの大動脈解離を認めている（➤）。本症例は保存的加療により軽快。

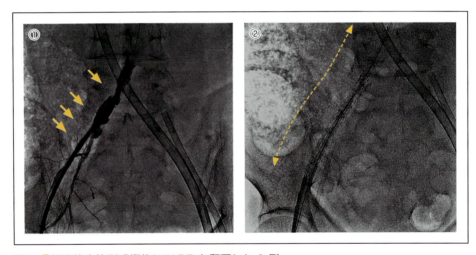

図2 経皮的血管形成術後にIABPを留置した1例
①60歳代、男性。心肺停止症例。左大腿静脈からPCPSが挿入されている。右大腿動脈の高度狭窄（➤）を認めており、IABPの挿入に伴い、右下肢の阻血の危険性がある。
②経皮的血管形成術を緊急で施行し、◁---▷部分にステントを留置。IABPを留置する内腔を確保（手技時間：14分）。

可能であり、狭窄病変であれば、緊急時においても狭窄部をステントで拡張し、血管径を得た後にIABPを留置することも可能です**（図2）**。

　また、高度な凝固異常や出血性素因がある場合も使用は困難です。IABPの挿入中は血小板減少が

起こること、またヘパリンなどによる抗凝固療法が必須のため、出血が助長されるからです。

重症感染症においては、バルーンが大血管に留置されており、感染が増悪する可能性があり使用禁忌となります。

そのほかに、高度の大動脈の蛇行や屈曲は、バルーン挿入時の動脈損傷やバルーンの屈曲、ねじれによるバルーンの拡張不全や動脈損傷のリスクが高くなるため、使用には検討が必要です。

まとめ

IABPの適応と禁忌を概説しました。IABPは最も普及している補助循環装置で、短時間に挿入・駆動させ、血行動態を安定化させることが可能です。患者さんへの適応も拡大し、多くの高齢者にも使用されています。心疾患がある高齢者は、当然ながら、動脈硬化が進展している例が多く、思わぬ禁忌症例も多いため注意が必要です。

緊急で使用することが多い機器であるため、その適応と禁忌を迅速に判断して使用することで、IABPの効果を発揮することができます。また、IABPによる補助循環の限界も理解し、IABPのみで血行動態が安定しているのか、PCPS・VADが必要となるのかを常に検討する必要があります。

引用・参考文献

1) 急性心不全治療ガイドライン（2011年改訂版）．循環器病の診断と治療に関するガイドライン（2010年度合同研究班報告）．2011．http://www.j-circ.or.jp/guideline/pdf/JCS2011_izumi_h.pdf
2) ST上昇型急性心筋梗塞の診療に関するガイドライン（2013年改訂版）．循環器病の診断と治療に関するガイドライン（2012年度合同研究班報告）．2013．http://www.j-circ.or.jp/guideline/pdf/JCS2013_kimura_h.pdf
3) 関口敦編著．"適応と禁忌"．最新にして上々！補助循環マニュアル．西村元延監．大阪，メディカ出版，2015，63．（CIRCULATION Up-to-Date Books, 08）
4) Fotopoulos, GD. et al. Stabilisation of medically refractory ventricular arrhythmia by intra-aortic balloon counterpulsation. Heart. 82 (1), 1999, 96-100.

memo

第1章 IABP

4 IABP装着時の実際と看護のポイント

兵庫県立尼崎総合医療センターCCU
慢性心不全看護認定看護師
宮地さやか みやちさやか

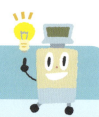

さくっと理解！

　一般的にIABPが留置されるのは、カテコールアミン系の薬剤を使用しても循環が維持できない場合、もしくはPCI（percutaneous coronary intervention：経皮的冠動脈インターベンション）やCABG（coronary artery bypass grafting：冠動脈バイパス術）などの治療に伴う侵襲により、血行動態の悪化が予測される場合です。

　IABPを挿入するということは、「血行動態が不安定である」ことを意味します。また、薬剤のみでは循環が維持できない場合が多く、IABPの装着決定から装着に至るまでの時間は、患者さんの血行動態が非常に悪化しやすい時期でもあります。左心不全に伴う低心拍出量症候群（low cardiac output syndrome；LOS）から肺水腫となり、呼吸状態が悪化する可能性もあるため、循環のみでなく呼吸状態を含む全身状態の変化に十分注意しながら観察し、カテーテル検査・治療の介助を行わなくてはなりません。

　また、患者さんは心原性ショックを起こしている場合も多く、強い身体的苦痛を伴っています。それにより精神面でも不安や恐怖を感じていることが非常に多いため、精神面の支援も必要となります。

コマ送りでイメージ！

1 準備

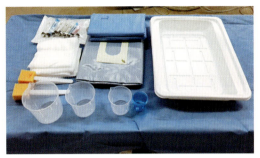

カテーテル物品

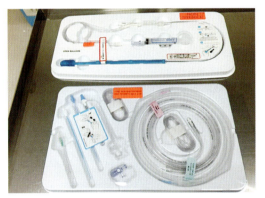

IABP 物品

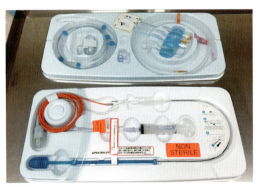

IABP 物品（センサー付き）

カテーテル検査や治療の同意が得られたら、必要物品の準備を行います。患者さんの検査や治療が速やかに行えるように環境を整えます。

ナースの動きかた

あらかじめ IABP を入れる可能性が高いことが予測される場合は、医師や臨床工学技士と情報を共有して物品の準備を行います。

IABP 挿入が決まったら、患者さんの身長からバルーンサイズ、駆動装置に合わせたバルーンカテーテルを選択し、清潔野に出します。

ドクターの考えかた

IABP を循環補助として「予定」で挿入する場合と、血行動態が不安定で「緊急」で挿入する場合とで術前に得られる情報は異なりますが、可能であれば以下の情報を確認します。
① **身長**：遠位弓部から腹腔動脈上に収まる適正なバルーンサイズを決定します。
② **アクセスルート**：CT で大動脈の高度蛇行や狭窄・閉塞病変、大動脈瘤、大動脈解離がないかを確認します。下肢虚血を誘発するリスクを評価するため、術前の ABI（足関節上腕血圧比）や下肢動脈の触知が可能か否かも重要です。
③ **禁忌**：上記のアクセスルートの制限のほか、重症の大動脈弁閉鎖不全症や高度の凝固異常がないか確認します。
④ **安静**：患者さんが下肢を伸展したまま安静にできるか、鎮痛・鎮静が必要かを評価します。

臨床工学技士の見かた

バルーンカテーテルの準備と同時に駆動装置の電源確保、ヘリウムボンベの開栓、外部生体信号ケーブルの接続、動脈圧ラインの作成など、駆動装置の準備も行います。

❷ 急変に備えた準備

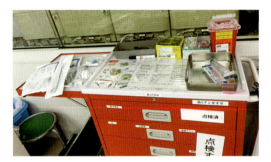

院内統一の救急カート（カテーテル検査室にも各部屋に配置）

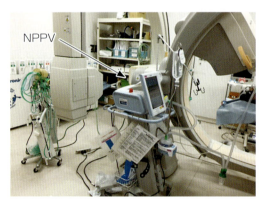

血行動態が不安定で呼吸不全が懸念される場合はNPPVを準備する

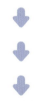

❸ 入室からの管理

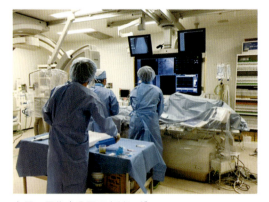

カテーテル中のモニタリング

　IABPを留置することは血行動態不安定を意味します。虚血部位により予測される合併症は変わることもあります。急変に備え、薬剤（カテコールアミンやアトロピンシリンジなど）や体外式ペースメーカーがすぐに使用できるように準備しておくことも大切です。

ナースの動きかた

　血行動態が破綻すれば、左心不全からの肺水腫により呼吸状態の悪化も予測されるため、必要時はNPPVや気管挿管の準備も行います。

ドクターの考えかた

　血行動態が不安定なことが多いため、カテコールアミンなどの薬剤を準備し、血行動態が破綻した場合にはすぐにPCPSを導入できる準備が重要です。術中に呼吸不全に陥ることも少なくないため、NPPVや気管挿管の準備も必要です。

臨床工学技士の見かた

　IABPを導入しても血行動態が改善しない場合には、流量補助が行えるPCPSを追加して導入する場合もあります。そのほかにも患者さんの状態に合わせて、一時的ペースメーカーや除細動器、人工呼吸器などの機器をいつでも使えるように準備しておきます。

　血行動態が何とか維持できている場合は冠動脈造影を行い、責任病変を確認してから治療に移ります。その間の血行動態や意識レベルの変化を十分に観察し、異常があれば手技に集中している医師に速やかに報告します。

ドクターの考えかた

　速やかにIABPを駆動させたい状況が多いため、手技に集中しています。血行動態や呼吸状態、意識状態の変動の報告があると助かります。

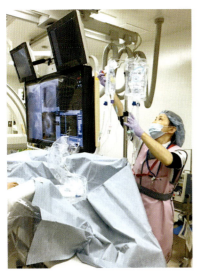
点滴管理もナースの役割

ナースの動きかた
患者さんに声かけを行い、症状や意識レベルの確認も行います。放射線が出ていないときは頭元に行き、患者さんの訴えを傾聴し、不安の軽減にも努めます。

患者さんの感じかた
心筋梗塞に伴う症状がある状態でカテーテル検査台に横になっているため、胸痛や息苦しさなどの症状や心原性ショックの症状をきたしている場合があり、強い苦痛を感じています。それに伴う恐怖や不安も強く感じています。

❹ IABP 留置中

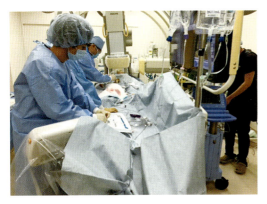

通常はまず 7〜8Fr. の太いシースを留置しますが、その際に疼痛で血管迷走神経反射が誘発されることがあります。そのため、自覚症状や徐脈、血圧低下に注意します。先端位置を確認する目的でカテーテル検査台を大きく動かすため、周囲の物で清潔野が不潔にならないか、コード類を引っ張っていないかなどに注意を払います。

ナースの動きかた
血行動態が変化しないかを十分モニタリングします。尿道カテーテルはカテーテル検査台の奥側で管理されているため、尿量も確認し適宜医師に報告します。常に急変の可能性を頭に入れて動きます。
IABP 留置後は、先端の位置を医師や臨床工学技士と確認します。トリガーや駆動状況も確認します。

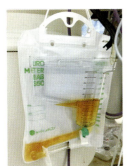 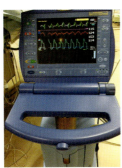
尿量の確認と IABP 駆動の確認（駆動のタイミングはどうか、治療に伴って血行動態が変化していないかモニタリングする）

> **臨床工学技士の見かた**
>
> IABP留置時にバルーンカテーテルの先端位置やバルーンの開き具合をほかのスタッフと透視で確認します。また、IABPのトリガーとなる心電図や動脈圧に同期し、効果的な圧補助ができているか、適宜確認します。カテーテル治療中は手技に伴うノイズが心電図や動脈圧に入りやすく、トリガーミスによるアラームが鳴りやすいです。アラームは術者の集中を妨げ、患者さんにも不安を感じさせるため、適宜アラーム対応を行います。

5 末梢循環の確認

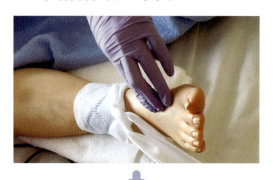

IABP留置に伴い留置側の血流が阻害され、下肢虚血を起こすことがあります。IABP留置前・中と足背動脈や後脛骨動脈が触知できる場所（左図）にマーキングを行い、末梢循環の評価を適宜行っていくことが必要です。その際、冷感の有無や色調の変化にも注意します。触知ができない場合はドプラ血流計を使用します。

6 検査

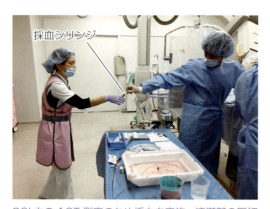

PCI中のACT測定のため採血を実施。清潔野の医師から、カテーテル検査室の看護師へ採血を手渡す

ACTが有効に延長しているか（IABPのみであれば、ACT 150～200秒にコントロール）、定期的に採血して確認します。

必要があれば動脈血液ガス分析を行い、循環不全を示唆する所見がないことや、酸素化が維持されていることを確認します。

動脈血液ガス分析では、電解質や貧血の有無のチェック、pl（pH、BE）、また乳酸（Lac）も見ながら全身状態の変化を把握していきます。

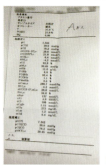

動脈血液ガス分析の結果

> **ナースの動きかた**
>
> 心臓カテーテル治療中は、ヘパリンナトリウムを使用しACT（活性凝固時間）を250～300秒以上になるように管理しながら治療を行います。前回のACTが何秒であったのかと前回ヘパリンを投与してからの時間を把握し、医師と連携しながら管理を行います。必要時は血液ガス分析の検査も行います。

7 精神面への援助

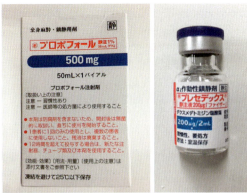
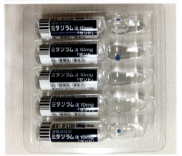

患者さんの状態によっては苦痛緩和の目的で鎮痛薬や鎮静薬を使用します。治療中の体動は非常に危険です。安静の必要性を十分に説明し協力を得ます。患者さんの状況をしっかり把握しながら、患者さんに合った説明を心がけます。必要時は適切な鎮痛・鎮静を行います。

全身状態の管理を行いながら、医師の指示のもとRASS（**表1**）[1]やBPS（Behavioral Pain Scale）を用いて薬剤を使用していきます。

ドクターの考えかた

患者さんに安静を維持してもらうことが治療上重要です。医師は患者さんの足側に立って治療を行うため、患者さんに難聴がある場合などに声が届かないことがあります。ナースには患者さんの頭側で安静の必要性を伝えてもらえると助かります。それでも安静維持が困難な場合は、必要に応じて鎮痛・鎮静薬を使用します。

表1 RASS（Richmond Agitation-Sedation Scale）

スコア	用語	説明
+4	好戦的な	明らかに好戦的な、暴力的な、スタッフに対する差し迫った危険
+3	非常に興奮した	チューブ類またはカテーテル類の自己抜去：攻撃的な
+2	興奮した	頻繁な非意図的な運動 人工呼吸器とのファイティング
+1	落ち着きのない	不安で絶えずそわそわしている しかし、動きは攻撃的でも活発でもない
0	意識清明な、落ち着いている	
-1	傾眠状態	完全に清明ではないが、呼びかけに10秒以上の開眼およびアイコンタクトで応答する。
-2	軽い鎮静状態	呼びかけに10秒未満のアイコンタクトで応答
-3	中等度鎮静状態	呼びかけに動きまたは開眼で応答するがアイコンタクトなし
-4	深い鎮静状態	呼びかけに無反応、しかし、身体刺激で動くまたは開眼
-5	昏睡	呼びかけにも身体刺激にも無反応

文献1より作成

まとめ　IABP留置時は、血行動態のみでなく、心原性ショックに伴い全身状態が悪化する可能性があります。看護師は、医師が手技に専念できるように十分なモニタリングを行い、異常を早期に発見し速やかに医師に報告し、対応していくことが必要です。

IABP留置後は、正しく駆動し補助効果が十分に得られているのかについても、医師や臨床工学技士と情報を共有しながら確認していきます。

救命に目が行きがちになりますが、同時に患者さんの精神面にも寄り添い、治療が円滑に行えるよう支援していくことが大切です。

引用・参考文献

1) 日本呼吸療法医学会ほか．人工呼吸中の鎮静のためのガイドライン．人工呼吸．24（2），2007，146-67．
2) 関口敦ほか編．"IABP"．IABP・PCPS・ペースメーカ・ICD看護マスターブック：ノートラブルで進める！．HEART nursing 2012年秋季増刊．四津良平監．大阪，メディカ出版，2012，22-67．
3) 山名比呂美．"大動脈バルーンパンピング（IABP）"．はじめての補助循環：カラービジュアルで見てわかる！ナースのためのIABP・PCPS入門書．向原伸彦監．大阪，メディカ出版，2013，36-69．

第1章 IABP

5 IABP装着中の実際と看護のポイント

兵庫県立尼崎総合医療センターCCU
慢性心不全看護認定看護師
宮地さやか みやちさやか

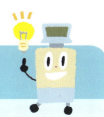

さくっと理解!

　IABPを管理していく上で最も大切なことは、IABPが正しいタイミングで駆動し循環を補助できているかどうかです。不適切なタイミングでの駆動は、血行動態に悪影響を及ぼします。IABPの補助が効果的であるかを観察し、アセスメントを行いながら管理を行う必要があります。異常があれば医師や臨床工学技士に報告しますが、常に患者さんのベッドサイドにいる看護師は、正しい知識を持ち、異常の早期発見と対応に努めていくことが求められます。また、その上で日常に必要な看護ケアを行う必要があります。

コマ送りでイメージ!

1 機器の管理

1. IABPの駆動条件（トリガーモード、アシスト比）の確認

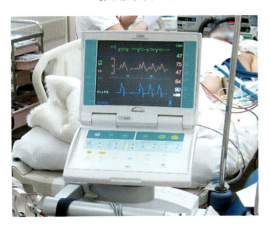

　心電図トリガーで駆動している場合は、筋電図が入らず基線の揺れが少ない位置に心電図を装着します。R波が高く出る位置に心電図を装着することもポイントです。皮脂や発汗などで電極が浮いてきてしまうこともあります。看護師は電極の上にテープを貼付し、電極が剥がれないように固定します。

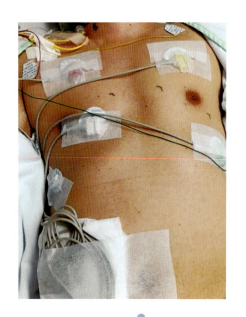

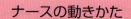

ナースの動きかた

心電図トリガーの場合：電極を外すとIABPが駆動せず血行動態に影響を与える可能性があります。電極を貼り替えるときなどは、医師や臨床工学技士と共に動脈圧トリガーに変更してから実施します。

患者さんにも、電極が貼ってある前胸部に手を載せる・動かすと心電図にノイズが入りIABPが正しく駆動しなくなることと、治療に伴う活動制限を説明します。

動脈圧トリガーの場合：ラインから動脈血液ガスを採取するときやゼロ点較正時に圧波形が消えてしまい、IABPが駆動せず血行動態に影響する可能性があります。その際は一時的に心電図トリガーに切り替える必要があります。

患者さんの感じかた

各種留置物に囲まれて恐怖や不安を感じています。身体の苦痛があってもどうしたらよいかわかりません。初めてCCUに入室する人や、各種医療機器の装着経験がない人は、自分がどのように過ごしてよいのかわからず、不安が強い状態です。

2. 胸部X線でIABPのカテーテル先端の位置を確認

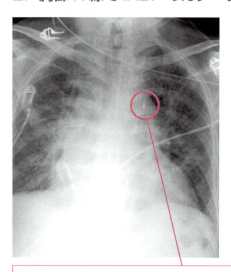

IABPバルーンの先端は、左鎖骨下動脈より2cm下に留置します（左図）。胸部X線のオーダーが入っているかを確認し、なければ医師に撮影について確認します。胸部X線撮影後は速やかにIABPカテーテルの先端位置を確認し、異常があればすぐに医師に報告します。

ドクターの考えかた

IABPを至適位置に保つことは、合併症を防ぐ観点から重要です。胸部X線で毎日位置を確認し、必要があれば固定を外し、先端位置を調整します。

- **深い場合**：鎖骨下動脈の解離、穿孔のリスクがある。高い位置でIABPのバルーンが収縮と拡張を繰り返すと、バルーンは毎回屈曲した位置で駆動を余儀なくされ、バルーン損傷のリスクもある。
- **浅い場合**：腹腔動脈や腎動脈、腸管動脈などの血流障害をきたし、腎不全や腸管壊死を引き起こす。

3. IABP駆動のタイミングを確認

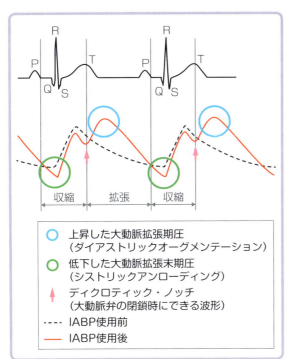

心電図、動脈圧、IABPの波形を確認し、適切かどうかを判断することが重要です。左図に示したように、心電図のT波の中間で拡張し、P派の終わりまたはQ波で収縮するのが最適です。バイタルサイン測定時や定期的に、このタイミングが適切かをIABPの画面を見ながら確認しましょう。タイミングがずれている場合、患者さん側の問題か機器の問題かを判別し、速やかに医師や臨床工学技士に報告します。

ドクターの考えかた

最近は自動調整機能がついた機器が多いですが、バルーン拡張のタイミング調整は、有効な循環補助を得るために重要です。患者さんによっては設定の工夫が必要で、例えば頻脈時はアシスト比を1：2にしたり、心房細動のときは不整脈モード（R波同期）にしたりします。

4. ヘリウムガスの残量確認

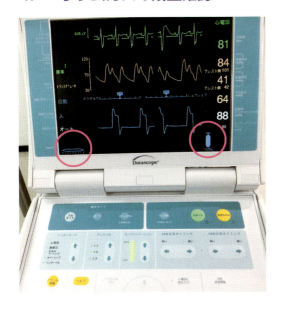

ヘリウムガスの残量は定期的に確認しておく必要があります。

ナースの動きかた

ヘリウムガスの残量が少ないようであれば、医師・臨床工学技士に報告し、ボンベを交換します。

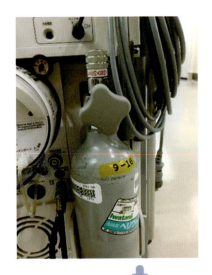

臨床工学技士は、1日に数回、病棟ラウンドの際にIABP駆動状況の確認とともにヘリウムガスの残量を確認します。残量が少ない場合はヘリウムガスボンベ（左図）を交換します。

> **臨床工学技士の見かた**
>
> バルーンに充填されたヘリウムガスは、2時間程度は同じものを繰り返し使っています。つまり、すぐにボンベが空になって駆動装置が止まることはありませんので、慌てる必要はなく、落ち着いて交換すれば大丈夫です。

5. 各種接続部の確認やコード整理

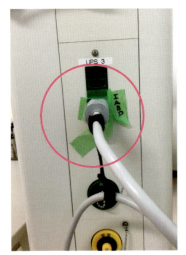

IABPのコンセント

電源プラグは自家発電用電源に接続します。テーブルタップは使用せず、直接コンセントに接続します。AC電源で動作中に、内蔵のバッテリが充電されます（内蔵バッテリの耐久時間はフル充電で最低2時間です）。

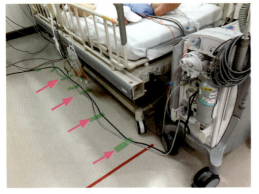

IABPのコード固定

> **ナースの動きかた**
>
> IABPのコンセントであることがわかるように明記します。コンセントの周囲をガムテープで貼り、コードを整理します。
> また、コードが絡まないように、足に引っかからないように整理します。当院ではガムテープやビニールテープで床に固定し、コードが浮かないように管理しています。コンセントだけでなく、チューブやコードの接続に緩みがないかも確認します。

6. アラームの対応

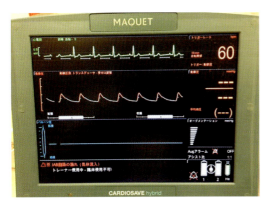

　高レベルのアラーム、心電図、トリガー・バルーン・電源投入時のトラブルシューティングの種類、原因、対処方法を熟知し、異常の早期発見と対応に努めます。アラームが発生しているときは「Gヘルプキー」を押してヘルプスクリーンを表示し対応してください。主な高レベルアラームと対応を**表1**に示します。

memo

表 1 ● 主な高レベルアラームとその対応

メッセージ	状況	対応	パンピング再開方法
血液を検出	機器内に血液を引き込んだ	バルーンリークの可能性があるため、チューブ内の確認	電源OFF／再ONにし、「Ⓒスタートキー」を押す
急激なガス漏れ	2サイクルで5mLのガスの損失	カテーテル各接続部の確認	「Ⓒスタートキー」を押す
IAB回路の漏れ（ガス損失）	1時間に5mLのガスの損失	カテーテル各接続部の確認	「IAB充填キー」を2秒押してIAB充填を行い、「Ⓒスタートキー」を押す
IAB回路の漏れ（気体流入）	1時間に5mLの気体の流入	カテーテル各接続部の確認	「Ⓒスタートキー」を押す
IABカテーテル要点検	● バルーンがアンラップしていない（パンピング開始時に発生） ● カテーテル、延長チューブの折れ曲がり ● パンピング容量が多い	● パンピングのON/OFFを数回繰り返す（「Ⓒスタートキー」と「Ⓓスタンバイキー」を交互に押す） ● 各チューブ類の確認 ● IABカテーテルの位置を確認して必要であれば、オーグメンテーションの再調整（「オーグメンテーションの上下キー」で容量を調節する）	「Ⓒスタートキー」を押す
IAB光センサー不良	● 光センサーケーブル（オレンジ）の折れ曲がり ● 装置光学センサー部の汚れ／破損 ● カテーテルファイバーの破損	● 折れ曲がり箇所を是正 ● 装置を交換 ● カテーテルを交換	「Ⓒスタートキー」を押す
IAB光学センサーキャリブレーション（不能／失効）	● 光センサーケーブル（オレンジ）の折れ曲がり ● 収縮期血圧≦20mmHg、または脈圧差≦4mmHg ● 平均血圧≦60mmHgで自動キャリブレーションを実施していない	● 折れ曲がり箇所を是正 ● ほかの動脈ラインの使用 ● 患者の血圧が低いため、6秒間のパンピング停止に耐えられるか判断し、「Ⓐゼロ調整キー」を押してキャリブレーションを行う（医師が判断して実施）	「Ⓐゼロ調整キー」を2秒間、長押しし、「Ⓒスタートキー」を押す

文献1（p.54）より引用

❷ 患者さんの観察

1. 循環動態の観察

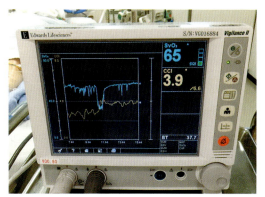

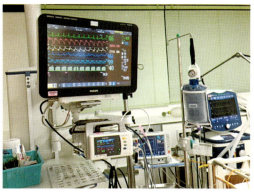

各種モニタリングと検査所見を観察し、心不全症状の評価を行います。
- 血圧の変化
- 心電図モニター：不整脈の出現の有無（心房性か心室性か）、ST変化の観察
- 胸部症状の有無と程度
- スワン・ガンツデータの変化：肺動脈圧（PAP）、肺動脈楔入圧（PCWP）、右房圧（RAP）
- 末梢循環の変化：末梢冷感の有無、皮膚の色の変化、チアノーゼの有無と程度
- 体温の変化や意識レベルの変化
- 心エコーの結果：左室駆出率の改善、壁運動の異常
- 胸部X線：肺うっ血の改善、心胸郭比の縮小
- 低心拍出量症候群（LOS）に伴う各種検査データの変化：腎機能・肝機能・酸塩基平衡・乳酸（lactate）など

2. 呼吸状態の観察

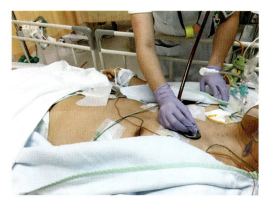

呼吸音の聴取

IABP装着中の患者さんの中には、人工呼吸器を使用している患者さんも多くいます。心原性ショック時に緊急で挿管され、人工呼吸管理を余儀なくされた患者さんの場合は、血行動態の悪化に伴ううっ血所見だけでなく、人工呼吸器関連肺炎（VAP）のリスクも伴います。呼吸状態の観察と管理は非常に重要です。

ナースの動きかた

　LOSとなり左心不全が増強すると、呼吸状態も悪化します。また、痰の貯留により無気肺が増強すれば酸素化も悪化します。以下の項目をチェックして、異常を早期発見し対応することが必要です。
- 呼吸数の確認や呼吸パターンの変化を観察
- 胸部の聴診を行い肺副雑音の有無と変化を観察
- SpO_2値や血液ガスデータの変化を確認

3. 検査データの把握

　活性凝固時間（ACT、150〜200秒）が指示内でコントロールできるように管理します。基本は上記の秒数で管理しますが、患者さんの出血の状況によってACTの目標値が変わることもあるため、主治医と相談していくことも必要です。
- 炎症所見（白血球、CRP）
- 出血傾向（ヘモグロビン、ヘマトクリット値、血小板数、活性化部分トロンボプラスチン時間やプロトロンビン時間）

4. 薬剤の確実投与

　IABPを使用している患者さんの多くは、カテコールアミンや抗不整脈薬など、確実に投与されないことで血行動態の変調をきたす可能性がある薬剤を投与しています。点滴ラインを確認し、薬剤の確実な投与が必要です。

ナースの動きかた

　薬剤が確実に投与されているか確認します。点滴ラインの屈曲や点滴漏れがないかも確認します。流量が変更になったときや点滴を交換したときは、ダブルチェックを行います。点滴ラインの感染徴候がないかも併せて確認します。患者さんにも必要な点滴が投与されていることを説明します。

患者さんの感じかた

　中心静脈ラインやスワン・ガンツラインなどから大切な薬剤が投与されていることが多く、大腿静脈など患者さんにとっては羞恥心を感じる部分に点滴ラインが留置されていることが多いです。確認のたびに恥ずかしい思いをされている患者さんもいます。また、何度も確認されることにストレスを感じる方もいます。必要性を説明し、環境を整え確認していきましょう。

❸ 日常生活の援助

1. 安静の保持

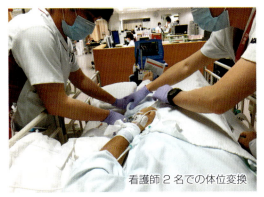

看護師2名での体位変換

心電図トリガーの場合、体位変換など処置によってノイズが入ることで、IABPが正しく駆動しなくなることがあるため注意が必要

　IABP留置中は活動制限があります。基本的には頭部挙上は30°まで、側臥位もIABP留置肢が屈曲しないように、血行動態に変化がないことを確認した上で角度を決める必要があります。

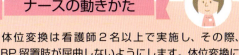

ナースの動きかた

　体位変換は看護師2名以上で実施し、その際、IABP留置肢が屈曲しないようにします。体位変換に伴う循環変動に注意し、実施前・中・後でバイタルサインの変化をよく観察します。患者さんや家族にも活動制限の必要性を十分に説明します。IABP留置肢の安静が保てないようであれば、必要に応じて抑制帯の使用も検討します。循環の維持が困難な患者さんの場合は、除圧を行い褥瘡予防に努めます。

2. 身体的苦痛の緩和

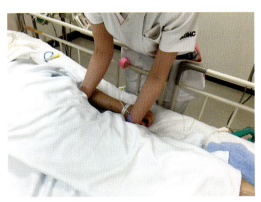

安静臥床時のマッサージ

　腰背部痛にはマッサージも行います。当院では、鎮痛鎮静スケールを使用し、必要時は医師と相談し、鎮痛薬も使用します。体位変換時は足関節のROM（関節可動域）運動や腓腹部、踵部のマッサージも行います。

患者さん・家族の感じかた

患者さん：活動制限により腰背部痛が出現する場合が多く、苦痛を強く感じていることもあります。説明され、理解していても動いてしまう方も多くいます。
家族：本人から苦痛を伝えられ、何とかしたいと思いながらも何もできないと感じていることも多くあります。看護情報を伝え、面会に来てくれていることだけでも、患者さんの大きな支えになっていることを伝えます。

3. 食事

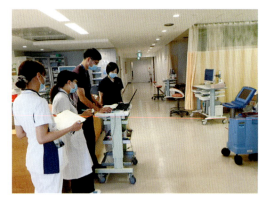

カンファレンスで栄養について確認している様子。当院では、毎朝多職種によるモーニングカンファレンスを実施している。その際に、患者さんの状態に合わせた栄養についても確認し、調整している

循環動態が悪く臓器血流が維持できていない場合は、消化吸収が不良となることがあります。食事摂取に伴い循環動態が変化する可能性もあるため、注意が必要です。食後の嘔吐にも注意しましょう。可能であれば頭部挙上は10〜15°以上に保ち、食事の介助を行います。挿管管理中の場合は、経管栄養で管理していることもあるため、指示に従い投与を行います。

> **ドクターの考えかた**
>
> 循環動態が不安定な状態が継続している場合は、食事摂取自体が負荷となるため無理はできません。一方、絶食期間が長くなることは腸内環境にとって好ましくないため、必要であれば経管栄養も考慮します。

4. 排泄

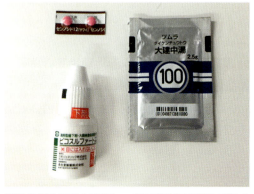

最終排便の日時を確認し、必要時は緩下薬や下剤の使用を検討する

排泄物による汚染からIABPやスワン・ガンツカテーテルを守るように努めます。尿道カテーテルはIABPカテーテルと反対側に固定します。循環管理や腸内環境の維持のためにも排便コントロールは重要です。

> **ドクターの考えかた**
>
> ベッド上安静であるため、腸管蠕動が低下し、便秘に陥りがちです。あらかじめ整腸薬や下剤を用いて排便コントロールを行います。一度の多量の排便でIABPが汚染することを防ぐ必要があります。

> **患者さんの感じかた**
>
> 排泄に伴う援助に対し強い羞恥心を抱きます。床上での排便への抵抗感は非常に強いものがあります。患者さんの思いに寄り添いながらも必要性を説明し、排便のコントロールを行っていかなくてはいけません。

5. 身体の保清

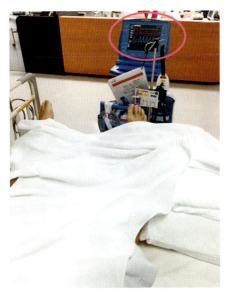

体位変換・保清などの処置をする際は IABP 画面を確認できるように動かす。処置に伴う循環変動に注意が必要

ベッド上で安静に過ごしていても、不感蒸泄などで汗をかいています。また、掻痒感や苦痛も感じています。身体の保清は清潔を保つだけでなく、全身の皮膚観察を行ったり、保清を行うことでリフレッシュ効果も期待できます。

ナースの動きかた

清拭は安全のために看護師2人以上で実施します。この際に心電図を貼り替えるようであれば、IABPを心電図トリガーから動脈圧トリガーに変更します。貼り替え後は、心電図のR波を確認します。
皮膚の色調の変化を観察し、疼痛部の確認も行います。可能であれば手浴や足浴など部分浴も実施します。全身状態が不安定なときは、一度に清拭を実施するのではなく、時間を分けて部分清拭を実施することも必要です。

患者さんの感じかた

羞恥心も強くありますが、保清により爽快感を得ていることもあります。

6. 不眠やストレスによるせん妄の予防

環境の変化に伴う精神的なストレスや身体的なストレスにより、不眠となることがあります。不眠はさらに精神的なストレスを増悪させます。当院で使用している鎮痛鎮静プロトコルを**図1**に示します。

看護師は以下の項目を観察し、声かけやタッチングを積極的に行います。

- 休息状況の確認
- 表情や言動の変化
- 身体症状の有無と程度
- 全身状態の変化（循環・呼吸状態の変化）
- 採血データ（貧血や PaO_2 や $PaCO_2$ の状況など）
- 鎮静は適正か？

また、以下も行います。

家族の感じかた

せん妄となった患者さんを見た家族は、いつもと違う患者さんの状態にショックを受けていることが多いので、家族の心理面のフォローも行い、家族が患者さんの支えとなるように支援することも必要です。

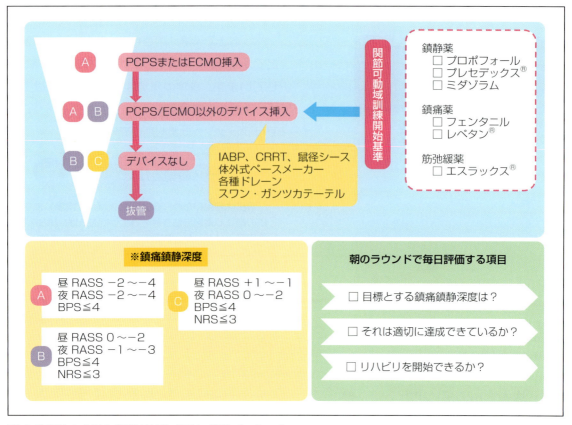

図1 ● 当院のCCU（挿管患者）鎮痛・鎮静プロトコル

- ケアや検査など処置を行うときは十分に説明する
- 現状の看護情報を提供する
- 鎮静下の患者さんの場合：セデーション（鎮静）スケールを活用する
- 家族に面会してもらい、声かけやタッチングを行ってもらう

まとめ　IABP挿入中の患者さんの看護では、IABPが正しく駆動し循環を維持した状態での日常生活支援が必要となります。前述した注意点を頭に入れ、合併症の出現に注意しながら看護を行っていくことが大切です。

引用・参考文献

1) 山名比呂美. "大動脈バルーンパンピング（IABP）". はじめての補助循環：カラービジュアルで見てわかる！ナースのためのIABP・PCPS入門書. 向原伸彦監. 大阪, メディカ出版, 2013, 54.
2) 関口敦ほか編. "IABP". IABP・PCPS・ペースメーカ・ICD看護マスターブック：ノートラブルで進める！. HEART nursig 2012年秋季増刊. 四津良平監. 大阪, メディカ出版, 2012, 22-67.

6 IABP抜去の実際と看護のポイント

兵庫県立尼崎総合医療センターCCU
慢性心不全看護認定看護師
宮地さやか みやちさやか

さくっと理解！

　IABPを抜去するタイミングとしては、心原性ショック・急性心不全の時期を脱し、薬剤（強心薬）の使用により血行動態が安定した時期です。IABPのサポートを1：1から2：1、4：1と下げていき、血行動態が変化しないことを確認します。ウィーニングをすることで、血行動態が維持できなくなる可能性、冠血流量の減少により虚血症状をきたし重症不整脈が出現する可能性があります。

　サポート比を下げても循環が維持できる場合は、抜去を行うために主治医の指示で抗凝固薬を中止します。

　抜去時には、出血や血腫、圧迫止血中に迷走神経反射などの合併症を起こす可能性があります。また、抜去後は抜去部の感染のリスクもあるため、十分な観察が必要です。

　患者さんは、IABP留置に伴う活動制限を長時間強いられていたため、IABPを抜去できることで体動が可能になると認識される方もいます。実際は、抜去後も圧迫止血のために活動制限があり、その後は心臓リハビリに沿ったADL拡大となります。事前にそのことも十分に説明し、患者さんに協力してもらう必要があります。

コマ送りでイメージ！

1 IABPウィーニング

1．循環動態の変化に注意

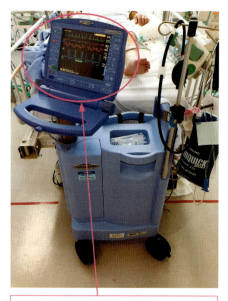

IABPの画面でもオーグメンテーション圧、収縮期圧、平均圧、拡張期圧の変化を観察する

循環動態が安定してきた時点でIABPのサポートを減らしていきます。このときに、血行動態の変化をしっかり確認していきます。血圧低下、心拍数上昇があったりスワン・ガンツカテーテルを留置しているようであればSvO₂値、PA値の上昇やCO/CIの低下が起きないか、身体所見としては低心拍出量症候群（LOS）の症状である冷や汗や末梢冷感などの症状が出現していないかを観察します。

IABPのサポート比を減らしても血行動態が安定していれば、医師の指示のもと抜去の時間が設定されます。医師の指示で抗凝固薬を中止します。IABP抜去までの待機中に、血行動態の変化や塞栓症などの合併症が起きる可能性があるため、バイタルサインの変化には十分注意します。

バイタルサインが安定していれば、医師の指示でACTを測定します。

医師の指示で、血液ガスデータの確認も行います。循環動態に問題があるときは、末梢循環不全による乳酸値上昇や塩基過剰からアシドーシスとなるため注意が必要です。

ドクターの考えかた

　IABP離脱を検討する一般的な指標を以下に挙げます。
①平均動脈圧（mBP）＞60mmHg
②心係数（CI）＞2.0L/min/m²
③肺動脈楔入圧（PCWP）＜20mmHg
④不整脈の消失
⑤肝腎をはじめとする他臓器機能の安定
⑥尿量≧30mL/h
⑦バルーン拡張圧より自己収縮期圧の方が高くなること
　ウィーニング後は上記項目に変動がないか観察し、増悪傾向があれば元のアシスト比に戻し、ウィーニングを中断する必要があります。アシスト比を下げていくと、より血栓が生じやすくなるため、随時ACT（活性凝固時間）を確認し、ヘパリン量を調整する必要があります。

臨床工学技士の見かた

　大動脈内に留置されたバルーンカテーテルは、生体からすれば異物です。アシスト比を減らす、オーグメンテーション圧を下げていく、どちらのウィーニング方法も1：1駆動に比べ、生体の異物反応によりバルーン表面に血栓形成を起こしやすくなります。バルーンカテーテル抜去前の抗凝固薬を減量していく過程は、特に注意が必要です。

2. ウィーニング中の尿量の変化に注意

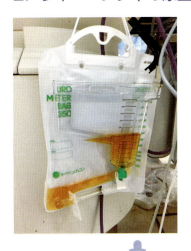

IABPのサポートを減らしたことで心拍出量が減少し、臓器血流が減少すると、尿量の減少を認めることがあります。

尿の性状や量が変化していないかを観察し、減少しているようであれば、そのほかの心不全徴候がないかも確認していきます。

2 抜去の準備

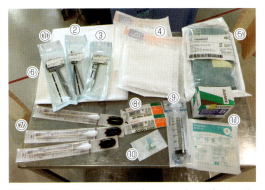

①クーパー、②鑷子、③眼科用クーパー、④ガーゼ、⑤穴あきサージカルドレープ、⑥防水シーツ、⑦スワブスティック ポビドンヨード3本、⑧オプサイト® POST-OP ビジブル、⑨50mLシリンジ、⑩三方活栓、⑪圧迫時に使用するテープ

抜去に必要な物品を集めます。左図のほかに、抜去する医師が使用する滅菌ガウン、手袋、帽子も用意します。IABP抜去時にカテーテル類やゴミを入れるゴミ袋も用意します。

準備が整ったら、抜去に向け患者さんにこれから行う処置について説明します。IABP抜去に伴う疼痛は、局所麻酔薬を使用し鎮痛を行うことも説明します。抜去後も、止血目的で医師が用手圧迫をすること、その後も止血のために枕子とテープを用いた圧迫が必要であること、挿入肢の安静が必要であることを説明します。

ドクターの考えかた

バルーンに陰圧をかけて抜去しますが、シースからバルーンのみを抜去するのは困難で、シースと一緒に抜去せざるを得ないことが多いです。そのため、あらかじめ十分な準備をして抜去に臨む必要があります。

バルーンに血栓が付着している可能性があり、抜去時には少し血液を噴出させて血栓が血管内に残らないようにします。そのため、足元が汚れないように準備する必要があります。

患者さんの感じかた

IABPが抜けることは身体や心臓の状態が回復しているからだと説明を受けています。しかし、身体の回復を実感するにはタイムラグがあるともいわれており[1]、抜去の処置に伴う苦痛が予測できないことで不安を抱えています。

❸ 患者さんの精神面のサポート

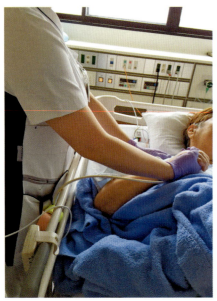

不安を訴える患者さんの手を握り、話を聴いているところ。タッチングしながら話を聴くことで、患者さんに安心感を与えることができる

処置などでの医師の介助にばかり気を取られるのではなく、不安を抱いている患者さんにタッチングを行いながら、ベッドサイドで十分な説明をすることも大切です。患者さんの表情や言動を十分に観察し、不安や苦痛の緩和に努めます。

患者さんの感じかた

不安を訴えてくれる方もいれば、何も言わず我慢する方もいます。患者さんによっては過緊張から迷走神経反射を起こす方もいます。先の予測ができないことに対して、人は不安を強く感じるものです。

❹ 離脱に向けたベッドサイドの準備

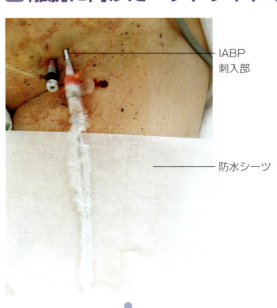

― IABP刺入部
― 防水シーツ

フィルムドレッシング材を剥がし、足元が汚れないように防水シーツを敷きます。IABP抜去時にはバルーン・シース抜去に伴い出血のリスクがあるため、ベッドサイドの環境整備も必要です。

抜去を行う医師が清潔操作を行えるよう介助します。

患者さんの感じかた

不安が強い状況です。また、IABPは大腿動脈から留置されていることが多いため、抜去の際にはオムツを外します。そのため、不安だけでなく羞恥心も強く抱きます。

5 抜去の実際

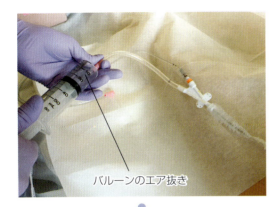
バルーンのエア抜き

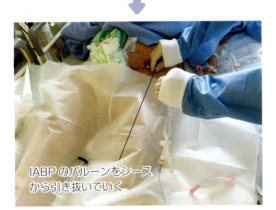
IABPのバルーンをシースから引き抜いていく

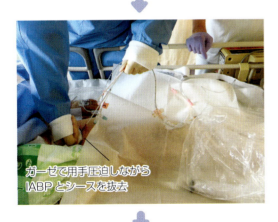
ガーゼで用手圧迫しながらIABPとシースを抜去

医師の指示のもとIABPの駆動を停止します。患者さんからIABP本体を外し、バルーンのチューブに50mLのシリンジを接続し、バルーンのエア抜きを行います。

ドクターの考えかた

シースとバルーンを一緒に抜去することが多いため、シース単独を抜去する場合よりも血管に開いた穴が大きくなります。またACTが延長した状態で抜去するため、止血には細心の注意が必要で、長時間の圧迫を必要とします。疼痛により迷走神経反射が誘発される可能性が十分にあり、自覚症状や徐脈、血圧低下に注意する必要があります。

ナースの動きかた

いよいよIABPの抜去に取りかかっていくため、循環動態の変化に注意し、モニタリングを行いながら患者さんに声かけを行います。医師が手技に集中できるように、バイタルサインの変化があれば速やかに報告し対応を行います。患者さんに声かけを行い、進行状況なども伝えながら、患者さんの不安に寄り添います。

患者さんの感じかた

何が起きているか気になりながら、不安と恐怖を抱いています。

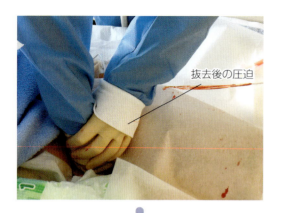
抜去後の圧迫

ナースの動きかた
IABP・シース抜去に伴う疼痛や、圧迫による疼痛で患者さんが苦痛を感じることも多いため、バイタルサインの観察とともに、患者さんの表情や言動にも注意を払い、声かけを行います。圧迫止血に伴う下肢血流障害にも注意します。

患者さんの感じかた
IABP・シース抜去時の痛みや圧迫による痛みに耐えています。

❻ 用手圧迫止血後のガーゼや枕子、圧迫用テープによる圧迫

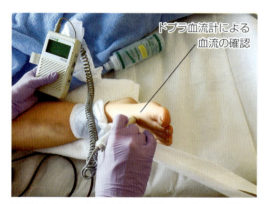
ドプラ血流計による血流の確認

IABPを抜去した側の足を曲げないように患者さんに説明し、承諾を得た上で足を抑制する

用手圧迫で止血が得られたら、ガーゼや枕子を用いてしっかりとテープ固定をします。シースの太さに従い、8時間程度の圧迫を行うことが多いです。

ドクターの考えかた
足背動脈や後脛骨動脈の血流を触知やドプラ血流計で確認し、有効な圧迫が得られているか、下肢虚血が生じていないか確認します。圧迫中は、患者さんに下肢を屈曲しないように協力してもらう必要があります。疼痛が強ければ、必要に応じて鎮痛薬を使用します。

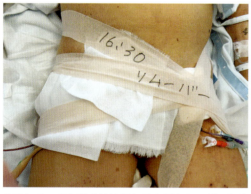
施設によって圧迫方法は異なると思われるが、当院では伸縮性のあるテープを用いている

ナースの動きかた
動脈の圧迫が強すぎる場合や、IABP抜去時にバルーンに付着した血栓が飛んだ場合は、下肢虚血を起こすこともあるので、下肢の血流には引き続き十分な注意が必要です。
　圧迫介助の時間を医師に確認し、指示を出してもらいます。当CCUでは圧迫介助予定時間をテープの上に記載しています。圧迫用のテープは伸縮し粘着力が強いため、皮膚にストレスをかけます。剥離剤の使用を忘れないように、テープの上に記載しています。

7 離脱後

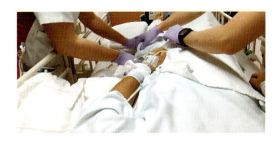

IABP抜去を無事に終えても、その後に心不全の増悪をきたしIABP再挿入となることもあります。抜去後は、細やかにバイタルサインの観察を行い、異常の早期発見と対応に努めていくことが重要です。スワン・ガンツ（SG）カテーテルを留置している場合は、$S\bar{v}O_2$値、CI/CO値、PA値などの変化にも注意します。末梢循環や尿量の変化なども十分に観察します。呼吸音の聴診を行い、水泡性ラ音や心音のギャロップ音にも注意します。前述しましたが、IABP抜去に伴い冠動脈への血流補助もなくなるため、虚血性心疾患の症状にも注意します。心電図のST変化や不整脈の出現にも注意が必要です。異常があれば速やかに主治医に報告します。

患者さんの感じかた

管は抜けたものの、動けない状態が続いています。IABP留置中からの長期臥床により、腰背部痛を認めています。また、治療に伴う活動制限により、精神的にもストレスを感じています。

ナースの動きかた

苦痛への対応：腰痛に対しては、指示内で患肢の安静を保持できる範囲で体位変換を行います。腰背部にマッサージも行い、苦痛が強い場合には鎮痛薬も併用します。苦痛を伴いながらも治療に協力してくれる患者さんをねぎらいながら、支援を継続していきます。

まとめ

　IABPを抜去できるのは患者さんの循環動態が安定してきたからですが、ウィーニング中、抜去後ともに心不全増悪のリスクがあります。サポートがなくなることに伴う循環動態の変化に注意し、異常の早期発見と対応を行いながら、抜去までの看護に努めていくことが大切です。

　前述しましたが、患者さんは治療に伴うさまざまな苦痛を我慢し、治療に協力してくれています。抜去から抜去後までの流れも患者さんに説明し、治療に伴う活動制限の必要性も伝え、患者さんにも協力していただきながら看護を行っていきましょう。

引用・参考文献

1) 外口玉子ほか訳．"病気の受容過程"．患者の理解．看護学翻訳論文集2．東京，現代社，1978，12.
2) 関口敦ほか編．"IABP"．IABP・PCPS・ペースメーカ・ICD看護マスターブック：ノートラブルで進める！．HEART nursing 2012年秋季増刊．四津良平監．大阪，メディカ出版，2012，22-67.
3) 山名比呂美．"大動脈バルーンパンピング（IABP）"．はじめての補助循環：カラービジュアルで見てわかる！ナースのためのIABP・PCPS入門書．向原伸彦監．大阪，メディカ出版，2013，36-69.

第1章 IABP

7 IABPの合併症

兵庫県立尼崎総合医療センターCCU
慢性心不全看護認定看護師
宮地さやか みやちさやか

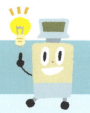

さくっと理解！

　IABPの装着中に起きる合併症として一般的に挙げられるのが、下肢虚血・出血・動脈損傷・血栓塞栓症・バルーン損傷・感染症・腓骨神経麻痺・皮膚トラブル・せん妄や精神的ストレスの9点です。ここでは、一つひとつの合併症について詳しく説明していきます。

　合併症の管理としては、合併症を起こさないように管理することが重要です。しかし、患者さんの全身状態によっては合併症の出現を避けられない場合もあります。大切なことは、患者さんを十分に観察・モニタリングし経時的に見ていくことで、異常の早期発見と対応を行うことです。その際に予防可能な合併症について予防していきます。異常の早期発見に努めながら、必要時は主治医と協力し早期の対処を行います。

1 下肢虚血（最も起こりやすい合併症）

1．原因
- カテーテル留置に伴う血流障害

　特に動脈硬化などの血流障害がある場合、カテーテル留置に伴い大動脈内腔がさらに狭くなるため、阻血を起こしやすくなります。

2．症状
- カテーテル留置側の末梢冷感・チアノーゼ・末梢動脈の触知不可・足指の感覚鈍麻やしびれ

3．観察と看護（図1）
- 皮膚の色や冷感の変化
- 患者さんの自覚症状（下肢の痛みやしびれはあるか？）
- カテーテル留置側の末梢動脈の血流状態の確認（触知はどの部分で可能か？ 足背動脈あるいは腓骨動脈？ ドプラ血流計にて血流はどこで確認できるか？）。虚血所見を認めたらすぐに医師へ報告！

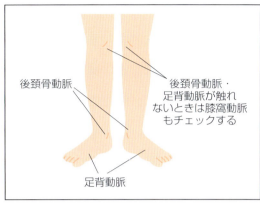

図1 ●観察ポイント

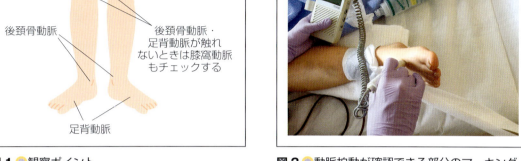

図2 ●動脈拍動が確認できる部分のマーキング

- 動脈の拍動が確認できる部分にマーキングを！**（図1）**
- 保温
- スキントラブル予防

2 出血

1．原因（図3）
- 抗凝固療法の副作用
- パンピングに伴う血小板破壊（IABP抜去後は回復する）
- カテーテル挿入部位の血管損傷

2．症状（図4）
- カテーテル留置部からの出血・皮下出血・血腫

3．観察と看護
- カテーテル刺入部からの出血・皮下出血の有無と程度
- カテーテル留置部の疼痛の有無と程度
- 下肢の安静が保てているか？ 留置側の足を動かしていないか？ 屈曲の程度は？→安静の必要性をそのつど説明します。必要があれば抑制します。
- 腰や腹部の疼痛・不快感の有無と程度
- バイタルサイン
- 尿の性状（血尿ではないか？）
- 血液データ

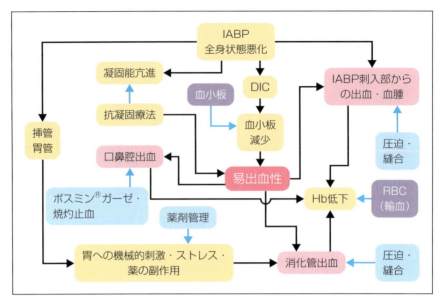

図3 出血性合併症（消化管出血・肺出血・脳出血など）の原因

刺入部からの出血を除く出血性合併症の原因を表す。
IABPのバルーン周囲に血栓が形成される凝固を防ぐためにヘパリンを投与し、ACT（活性凝固時間）を150〜200秒で管理する（正常の2倍程度）。しかし、ヘパリンの効果には個人差や病態による差が大きく、同じ投与量でもACTの値は大きく異なり、合併症を引き起こすことがある。
IABPのバルーンが血液と接触し、抗凝固線溶系や炎症性サイトカイン、補体系などが活性化されることでサーズ（SIRS）が引き起こされる。これに伴い、DIC（播種性血管内凝固症候群）を生じたり、血小板減少が生じたりすることで、全身に出血が起こることがある。消化管出血は発見が遅れることが多いため、注意が必要。

4. ポイント

- 出血はとにかく止めます！（止血のための工夫：可吸収性局所止血薬の使用など）
- 急激な血圧低下、原因不明の循環血液量減少は後腹膜出血を疑います！
- 異常があれば速やかに医師へ報告します。
- 貧血亢進→心筋酸素消費量の増加→虚血・心不全の悪化

❸ 動脈損傷

1. 原因

- IABP留置に伴うシース・ガイドワイヤー・バルーンカテテルによる動脈内腔や動脈壁の穿孔

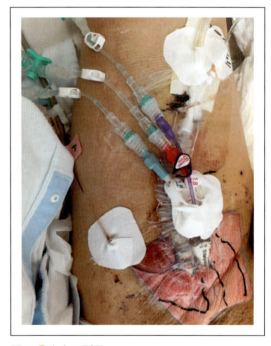

図4 出血の所見

2．症状

- 急激な血圧低下
- 胸背部痛
- 突然の意識レベルの低下

3．観察と看護

- バイタルサイン
- 意識レベル
- 胸背部痛の有無と程度
- 経時的なバイタルサインの測定、意識レベルの確認
- 速やかな医師への報告

4 血栓塞栓症

1．原因

- 動脈壁に付着していた動脈硬化病変が飛んでしまうこと
- IABP留置に伴うものとしては、IABPのバルーンが血液と接触することで抗凝固線溶系や炎症性サイトカイン、補体系などが活性化されることでサーズ（SIRS）が引き起こされます。それに伴い血栓形成が起こりやすくなることもあります。

2．観察と看護

- 腹部症状（腹痛・下血の有無と程度・腸蠕動の状況・腹部膨満感）
- 各主要分岐血管領域の虚血症状の観察

  例）**腸管動脈**：腹痛やイレウス→食事を行っている場合であれば中止を！

  腎動脈：尿量減少・血尿・腎性高血圧

  総腸骨動脈：下肢の血圧低下・しびれ・冷感・疼痛→左右上下肢の血圧の差を確認しておきましょう。

- バイタルサインの変化→異常があればすぐに医師に報告します。

3．ポイント

いかに早く見つけるかが大切！ 外科的処置が必要となることもあります。

5 バルーン損傷 （図5）

1．原因

- 石灰化した大動脈内壁との摩擦によるバルーン損傷

- バルーンが折れ曲がった（ねじれた）状態でパンピングが行われたことによる疲労破壊を起こしたこと
- 挿入時にバルーンに傷がついていた

2. 症状・観察項目
- 拡張期動脈圧の低下（波形の変化）
- カテーテル内への血液逆流（穿孔した穴が小さい場合は、血液ではなく水滴のような蒸気を認めることもある）
- ガスリークアラームの有無
- バルーン内駆動内圧の低下

3. 看護のポイント
- 挿入下肢の安静を保ち、カテーテルの屈曲を避けること
- IABP駆動状況・バルーンの接続の確認
- カテーテル内に血液の逆流を認めた場合→ただちに医師に報告します。
- 早期であれば内科的に抜去可能ですが、時間がたつと血液とヘリウムガスが混ざり固まってしまうため、抜去が困難となり外科的処置が必要となります。

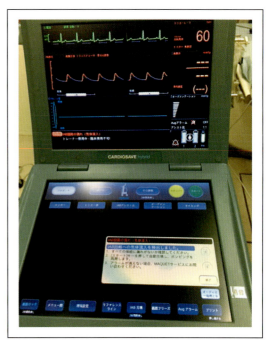

図5 ● IABPのヘルプ画面

6 感染症（図6）

1. 原因
- 動脈内へのバルーンカテーテル留置による感染リスクの増大
- 基本的にIABPは大腿動脈から挿入されるため汚染されやすい状態にあります。感染が生じた場合は、バルーンカテーテルの抜去または入れ替えを行います。

2. 症状・観察項目
- IABP刺入部の状態（腫脹・発赤・疼痛・浸出液・排膿）

　当院では、観察しやすくするためにフィルムドレッシグ材を使用し、刺入部を管理しています。抗凝固薬の使用により刺入部からのウージング（毛細血管性出血）もよく認めるため、必要時はガーゼも併用しています。血液の上層汚染がひどくなった場合は、医師と共にガーゼ交換を行います。
- 発熱や熱感の有無と程度
- 血液検査データ〔炎症所見の変化（WBCやCRP）〕

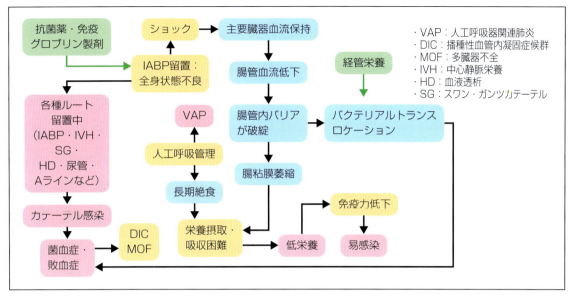

図6 ● 感染の機序

3. 看護のポイント
- 刺入部の清潔の維持（排泄物に伴う汚染を防ぐ）

フィルムドレッシング材を使用し汚染を防止します。汚染時はすぐに消毒し、フィルムドレッシング材を交換します。

7 腓骨神経麻痺

1. 原因
- 腓骨神経の長時間圧迫

2. 症状・観察項目
- 神経麻痺症状
- 足指の背屈障害の有無
- 下腿外側からの足背の感覚障害の有無と程度
- 鎮静下の患者さんの場合は、両下肢の動きの左右差を確認

3. 看護のポイント
- 腓骨神経の圧迫を避け、良肢位を保ちます。
- バルーンカテーテル留置側の下肢を適度に屈曲させます（頭部挙上は30°以内）。
- 下腿を支える際に、下腿全体を支えるように枕を挿入しないと、枕による圧迫で新たな皮膚損傷のリスクが起きるので、枕の使用にも注意が必要です**（図7）**。適宜除圧を行ってください。

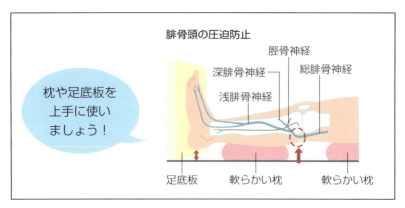

図7 枕・足底板の使用時のポイント
足底板や枕を使い回旋中間位を保つ。

8 皮膚トラブル

1. 原因
- 安静のために自分で体位を変えることが困難となります。
- 低栄養や心不全に伴う浮腫
- カテーテル類の留置に伴う機械的な圧迫
- カテーテルを固定するテープ類による皮膚のストレス
- カテーテル留置に伴う下肢の血流量の低下

2. 症状・観察項目
- 持続する発赤の有無と程度
- 水泡形成の有無と程度
- カテーテルの固定状況（圧痕が残るような止め方をしていないか）

3. 看護のポイント
- 体位変換、耐圧分散マットの使用
- 皮膚保護材や被膜剤（**図8**）を用いたカテーテルの固定

9 せん妄や精神的ストレス

1. 原因
- 患者さんは各種機器に囲まれている（IABP・PCPS・人工呼吸器）状況にあること（**図9**）
- 心不全に伴う身体症状や脳への灌流低下
- 治療に伴う体動制限

- 安静臥床に伴う腰痛
- 不眠
- 発汗に伴う皮膚搔痒感
- IABP 駆動音、モニター類のアラーム音などの患者さんにとっての騒音
- 特殊な環境下であることや死に対する不安
- 低心機能に伴う低酸素状態の可能性

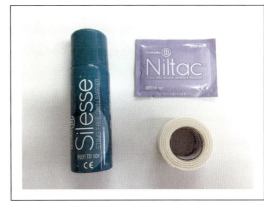

図8 ● 皮膚保護材・被膜剤

2. 症状・観察項目
- 休息状況の確認
- 表情や言動の変化
- 身体症状の有無と程度
- 全身状態の変化（循環・呼吸状態の変化）
- 採血データ（貧血や PaO_2、$PaCO_2$ の状況など）
- 鎮静は適正か？

3. 看護のポイント
- 声かけやタッチングを積極的に行います。
- ケアや検査などの処置を行うときは十分に説明を行います。
- 現状の看護情報を提供します。

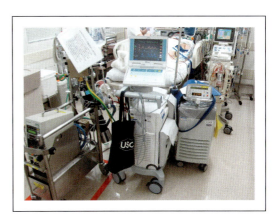

図9 ● 各種機器に囲まれた患者さんの状況

- 薬剤調整（薬剤を使用している場合は、その効果についてもしっかり評価を行っていく）
- 鎮静下の患者さんの場合→セデーション（鎮静）スケールを活用します。
- 家族に面会してもらい、声かけやタッチングを行ってもらいます（家族もショックを受けていることが多いので、家族の心理面のフォローも行い、家族が患者さんの支えとなるように支援する）。

まとめ

近年は IABP の合併症は減少してきています。しかし、IABP は重症心不全患者さんに留置される補助循環装置であり、患者さんの全身状態が悪いことで合併症を併発してしまうリスクがあります。前述した合併症が出現しないかを注意深く観察し、異常の早期発見と対応に努めていくことが大切です。

引用・参考文献
1) 関口敦ほか編. "IABP". IABP・PCPS・ペースメーカ・ICD 看護マスターブック：ノートラブルで進める！. HEART nursing 2012 年秋季増刊. 四津良平監. 大阪, メディカ出版, 2012, 22-67.
2) 山名比呂美. "大動脈バルーンパンピング（IABP）". はじめての補助循環：カラービジュアルで見てわかる！ナースのための IABP・PCPS 入門書. 向原伸彦監. 大阪, メディカ出版, 2013, 36-69.

| 第1章 | **IABP**

8 IABP 機器のトラブル Q&A

兵庫県立尼崎総合医療センター臨床工学室
主任
假屋成耕 かりやせいこう

Q.1 チューブ内に水滴・血液が付着している場合はどうしたらいいですか？

A.1 チューブ内の水滴は結露によるもので、アラームの誤作動になる場合もありますが、大きな問題にはなりません。血液が付着している場合は、バルーンの破裂が疑われます。IABPをただちに停止し、患者さんにトレンデレンブルグ体位をとらせ、医師に報告し、バルーン抜去の準備をしましょう。

1. 水滴が付着している場合

　バルーンカテーテルは、延長チューブによって駆動装置と接続されています。そのチューブに水滴が観察されることがあります。ヘリウムガスは基本的に水分をほとんど含みませんが、バルーンの材質には若干のガス透過性があるため、血液中の水分がバルーン内に移動し、室温との温度差で結露を生じます。通常、駆動装置のドレーンに排出されたり、駆動装置から水蒸気として大気中に排出されるため、大きな問題にはなりません。しかし、結露が大量にある場合は、バルーンリークによる血液検出アラームと誤認識してしまう場合もあります。

2. 血液が付着している場合

　延長チューブに血液が付着している場合は、水滴と違い早急な対応が必要で、バルーンの破裂が疑われます **（図1）**。バルーン破裂は風船が破裂するようなイメージではなく、小さな穴（ピンホール）が開く状態のことです。バルーン破裂は石灰化した大動脈壁にバルーンが接触し引き起こされることが多いです。また、蛇行した大動脈でバルーンが屈曲して、バルーンの材質疲労、摩耗が原因となる場合もあります。バルーンを収縮させるために駆動装置がつくる陰圧によって、血液がバルーンの中に引き込まれ、チューブまで到達します **（図2）**。バルーン内に引き込まれた血液は乾燥したヘリウムガスによって乾かされ、血塊となりバルーン内に蓄積します。

　このような状態になってしまうと、経皮的に抜去しようとすれば血管損傷のリスクが高まり、外科的な処置が必要になる場合もあります。また、ヘリウムガスの大動脈への混入はヘリウムガス塞栓を

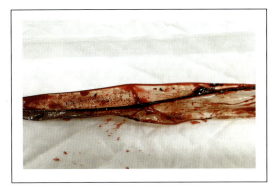
図1 ●バルーン破裂

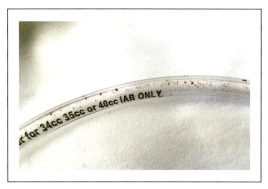
図2 ●チューブ内の血液

引き起こします。ヘリウムガスは、炭酸ガスのように血液中にはほとんど溶けません。この場合はすぐに駆動装置を止めて、トレンデレンブルグ体位にするなど空気塞栓症に対する処置を行うと同時に、医師に報告しバルーン抜去の準備をしましょう。

このような事態を防ぐには、定期的なチューブの観察が大切です。バルーン内圧の変化でもヘリウム漏れに気付くことができる場合もあります。

Q.2 アラームが鳴ってIABPが止まっている場合はどうしたらいいですか？

A.2 アラームが鳴ったら、まずアラームを止めましょう。アラームが鳴り続けると患者さんに不安を生じさせてしまいます。それからアラームの原因を調べます。アラームの内容によってはIABPの駆動が止まります。アラームの原因を取り除いて再開させましょう。

1. アラーム対応のポイント

IABPの駆動装置が発するアラームは多岐にわたります。すべてを覚えるのは至難の業です。しかし、最近の駆動装置では、アラーム名だけでなくアラームの原因や対処方法を表示してくれます（**図3、4**）。これらを参考に1つずつアラームの原因を探し、取り除いていけば問題ありません。また、アラームは内容によりレベル分けがなされており、高レベルアラームではアラーム発生時にIABPの駆動が停止します。アラームの原因を解除しただけではIABPは動き出しませんので、スタートボタンを忘れずに押して、駆動を再開してください。

● ヘリウムガス漏れアラーム

一番危険なアラームは、「ヘリウムガス漏れアラーム」です。アラームが鳴った場合は、チューブ

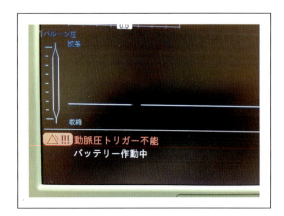

図3 ● モニター上のアラーム表示

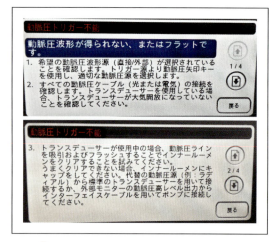

図4 ● 操作パネル上のアラーム説明と対処方法の表示

の接続部に緩み・外れがないか、チューブ内に血液が混入していないか確認してください。チューブの接続部が緩んでいる場合は固定し直し、運転を再開します。しかし、チューブ内に血液が混入している場合は、バルーンの破裂が疑われます。IABPは停止したままで医師に報告し、抜去の準備を行いましょう。

● システムエラー

「システムエラー」も危険なアラームの1つです。この場合は装置の電源を落とし、10秒程度待ってから再度、装置の電源を入れ、システムエラーの再現性を確認します。再現性が認められる場合には装置の交換が必要になりますので、医師や臨床工学技士に連絡してください。

● そのほかのアラーム

そのほかに、「電源アラーム」は、コンセントの抜けによるバッテリ駆動での継続使用やバッテリの消耗・劣化が考えられます。「トリガーアラーム」は、心電図もしくは動脈圧波形が装置に入力されていない、もしくはノイズ混入によってうまくトリガーできていないことが考えられます。心電図電極が確実に装着されているか、接続ケーブルが確実に接続されているか、動脈圧波形がなまっていないかなど、ラインを追っていけば必ず原因にたどり着けます。

「オーグメンテーションアラーム」は、設定した値よりオーグメンテーション圧が下がったときに発生します。設定値が適正か確認し、適正であれば患者さんの血圧低下が原因です。医師に報告し、昇圧薬など薬剤の調整が必要です。カテーテル先端に圧センサーが付いているタイプの場合は、先端圧のキャリブレーションを自動で行っていますが、脈圧が低い場合などはキャリブレーションができず、アラームが発生する場合があります。この場合は圧センサー以外の代替の動脈圧を使用しましょう。

そのほかの主な高レベルアラームとその原因・対処方法は**表1**に示します。

2. 患者さんの循環動態の把握も忘れずに

アラームが鳴ると、どうしても装置に目がいきがちですが、IABPの先には患者さんがいます。アラーム解除に夢中になっている間に患者さんの循環動態が崩れてしまっては、元も子もありません。

表1 ● 主な高レベルアラームと原因・対処方法

アラームの種類	原因	対応
IAB 回路の漏れ（ガス損失）	バルーンリークの疑い	血液が確認された場合は駆動を停止し、バルーン抜去の準備をする 血液がない場合は接続部を確認する
IAB カテーテル要点検（フロー制限）	①カテーテルまたはチューブの折れ曲がり ②バルーンが完全に開いていない ③バルーンがシースから出ていない	①チューブの折れ曲がりを直す ②手動でバルーンを拡張させる ③シースおよびバルーンを適切な位置に再留置
トリガー検出不能	トリガー波形品質が低い	心電図・動脈圧波形の確認 ケーブルの接続を確認
自動充填エラー	ヘリウムボンベの開栓忘れ ヘリウムボンベが空になっている	ヘリウムボンベの開栓・交換
オーグメンテーション圧が設定値より低い	血行動態の変化 設定値が高い	薬剤などによる血行動態の改善 設定値の変更

アラームの確認・解除と同時に IABP が停止していることを念頭に置いて、患者さんの循環動態の把握にも努めましょう。一人での対処が難しい場合はほかの看護師、医師、臨床工学技士に連絡・応援要請をすることも必要です。

Q.3 IABP の駆動が急に不規則になったのですが、なぜですか？

A.3 心房細動や頻脈性不整脈が起きている可能性があります。また、心電図や動脈圧にノイズが混入した場合も、トリガーミスを起こし不規則な駆動になります。先端圧センサーのキャリブレーションやヘリウムの自動充填時にも、数秒ほどバルーンの動きが停止します。

1. 心電図トリガーと動脈圧トリガー

心房細動や頻脈性不整脈などがあると、IABP は心電図や動脈圧でトリガーし駆動するため、動作が不規則になります **（図 5）**。通常の心電図トリガーは、数拍の平均でタイミングを予測しバルーンを収縮します。不整脈発生時はタイミングが取りづらくなりますが、R 波を検出するとバルーンが自動で収縮する機構も備わっています。心臓の収縮期でバルーンを拡張させないことが最も重要です。

動脈圧トリガーでは、動脈圧の立ち上がりで心臓が収縮したことを判断します。よって、バルーン拡張時に速い脈が生じた場合に、次の脈を感知するのが難しい場合があります。不整脈が頻発する場合には、動脈圧トリガーではなく心電図トリガーを使用しましょう。また、抗不整脈薬の投与で洞調

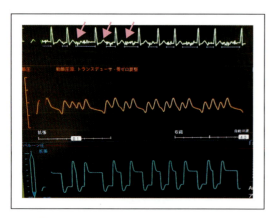
図5 ● 心房細動中のIABP駆動

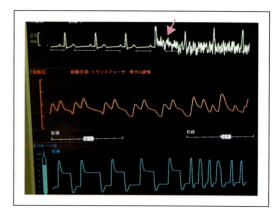
図6 ● 心電図にノイズ混入時のIABP駆動

律に戻すことや、頻拍時はアシスト比を1：2にすることを医師に相談しましょう。

2．対応のポイント

　IABPは心電図や動脈圧でトリガーし駆動するため、トリガー源にノイズが混入 **(図6)** すると装置が誤認識し、不規則な動作になります。心電図電極が確実に貼られているか、R波の波高は十分かなどを確認します。体位変換時や動脈採血時は、あらかじめトリガーを変更することが大切です。

　最近のバルーンカテーテルは、バルーン先端に圧センサーが付いていて、インナールーメンを用いた動脈圧や橈骨動脈などからの動脈圧がなくても駆動が可能です。装置は圧センサーのキャリブレーションを一定の時間間隔で行います。この間、数拍ですが駆動は停止します。また、バルーンに充填されているヘリウムガスは数時間に一度、新しいヘリウムガスに交換されます。これを「自動充填」と呼び、自動充填工程の間も駆動は停止します。

　IABPの駆動が急に不規則になった場合は、心電図・動脈圧波形の表示に異常がないか、不整脈が出ていないか確認します。異常がなければアシスト比や駆動タイミングを確認します。装置の仕様が原因の場合もありますので、1つずつ確認して原因を突き止めましょう。

　心房細動や頻脈性不整脈発生時は、IABPの駆動が不規則になる上に、患者さんの循環動態が不安定になっている場合もあります。IABPの駆動状況の確認と同時に、患者さんの循環動態の把握も行ってください。

Q.4 フルオートモードとオートモードの違いは何ですか？

A.4 モード名は駆動装置のメーカーにより異なります。フルオートモード、オートモード、マニュアルモード、オートパイロットモード、オペレーターモードなどがあります。駆動タイミングの調整やトリガーの選択を装置がすべて行うか、手動で行うかなどの差があります。

1. メーカー・機種により異なるモード名

IABP の駆動モードは、メーカーによって表記が異なります。同じ表記だとしてもメーカーが違えば、タイミング調整やトリガー選択ができるかなどが微妙に違います。自施設で使用している駆動装置のメーカー、機種、各モードによってどう違うのかを臨床工学技士に聞いたり、取り扱い説明書を読んで確認しておきましょう。

2. フルオートモードとオートモード（CARDIOSAVE™ の場合）

例えば、ゲティンゲグループ・ジャパン社製の CARDIOSAVE™ では、フルオートモードとオートモードがあります**（図7）**。どちらもオートと名前が付いていますが、タイミング調整やトリガー選択の違いがあります。

●フルオートモード

フルオートモードでは手動でのタイミング調整、トリガー選択ができません。駆動装置が自動で心電図を解析し、動脈圧で補正をかけてタイミングを調整します。トリガーは心電図を第一選択し、ノイズ混入時など心電図が不安定な場合は動脈圧トリガーに自動で切り替えます。心電図が安定すると、心電図トリガーへ自動復帰します。トリガーとして、心電図と動脈圧の両方が必要になります。また、心房細動時には AF モードに自動で切り替わり、心房細動が止まると自動で標準モードに復帰します。

●オートモード

オートモードではタイミング調整、トリガー選択など、すべての操作が手動で行えます。体位変換時や動脈採血時のトリガー変更は、オートモードでしかできません。オートモードではタイミング調整とトリガーを手動で行うため、最適な条件を考える必要があります。

当院ではフルオートモードを第一選択とし、PCPS 併用時や脈圧がない場合、不整脈によりタイミングが合わない場合などに、オートモードに切り替えています。フルオートモードは、タイミング調整やトリガー選択を自動で行ってくれて便利ではありますが、最後は人の目での確認が必要です。バルーンの拡張・収縮のタイミングは最適か、トリガーは何が選択されているかを、定期的に確認しましょう。

また、心電図や動脈圧トリガー以外にもペーシングトリガー、インターナル（非同期）を使ったほうがよい場合もあります。その際はフルオートモードでは使えないことも覚えておきましょう。

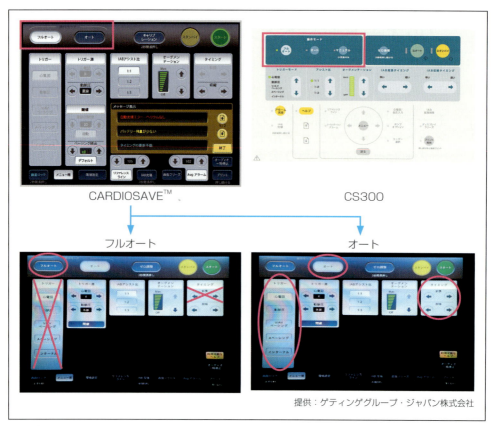

図7 ● フルオートモードとオートモード

Q.5 胸部X線写真でバルーンカテーテルが下方にずれている場合はどうしたらいいですか？

A.5 IABP導入時に適切な位置にバルーンが留置されていても、何万回も拡張・収縮を繰り返すことで位置がずれてくることがあります。不適切な位置へのバルーン留置が疑われる場合には医師に報告し、バルーン位置の調整を行います。

　IABP導入時は、バルーンカテーテルの先端が、左鎖骨下動脈の2cm程度遠位部にくるように下行大動脈に留置しています**（図8）**。しかし、1：1駆動の場合では、バルーンは心拍に合わせて1日10万回近く拡張と収縮を繰り返していて、徐々に下方にずれてくることがあります。また、バルーンは心臓から拍出された血液で常に下方に圧力を受けています。最近はバルーンカテーテルの細径化が図られており、それも一因になっていると考えられます。また、体位変換や患者さんの移動時にカ

テーテルが引っ張られ、バルーンの位置がずれることがあります。

バルーンカテーテルが下方に移動すると、腹腔動脈や上腸間膜動脈、腎動脈などの腹部血管にバルーンが重なり血管損傷、血流障害を起こし、腸管壊死や腎不全に至ることもあります。これらを防ぐためには、胸部 X 線写真によるバルーンの位置確認が重要です **(図9)**。また、体位変換や患者さんの移動を行う際は、バルーンカテーテルに過度の力がかかっていないかをよく注意してください。日常のケアの中では、腹部症状や尿量の観察で、異常に早期に気付ける場合もあります。

不適切な位置へのバルーン留置が疑われる場合には医師に報告し、バルーン位置の調整を行いましょう。バルーンを動かす際は、IABP の駆動を停止して行います。IABP を停止せずバルーンを動かすと、血管損傷、バルーン自体の損傷の原因になりえます。

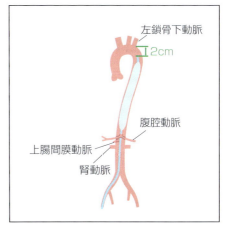

図8 IABP バルーンの留置位置

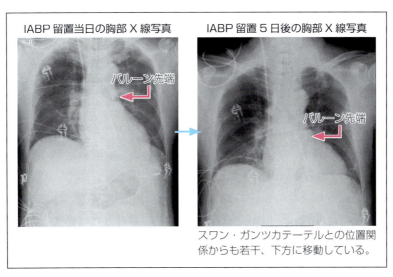

図9 胸部 X 線写真による IABP バルーンの位置確認

引用・参考文献

1) ゲティンゲグループ・ジャパン株式会社. CARDIOSAVE™ IABP Hybrid 取扱い説明書. 2016 年発行.
2) 田林晄一ほか. "大動脈内バルーンパンピング（IABP）". 研修医，コメディカルのためのプラクティカル補助循環ガイド. 澤芳樹監. 大阪, メディカ出版, 2011, 63-108.
3) 篠原智誉. IABP のトラブル回避術. HEART nursing. 25 (3), 2012, 6-22.
4) 加藤篤志ほか. ICU・CCU の ME 機器「これだけは NG！」. HEART nursing. 23 (6), 2010, 66-73.

第1章 IABP

9 IABP装着患者さんのトラブル Q&A

兵庫県立尼崎総合医療センターCCU
慢性心不全看護認定看護師
宮地さやか みやちさやか

Q.1 IABP留置側の足を伸展していれば、健側の膝や股関節の屈曲制限はありませんか？

A.1 健側の足の屈曲制限はありませんが、健側の足を動かすことによる事故抜去のリスクがあるため、各種ルート類の管理や患者さんへの説明が必要です。

　健側の足の屈曲制限はありません。しかし、IABPを留置している場合は、足元でIABPの管やコード、スワン・ガンツカテーテルなどの管が管理されていることが多いため、健側の足で各種ルートを引っかけて事故抜去を起こしてしまうリスクもあります。

　膝立てや足首の屈曲運動は行ってもらっても構いませんが、その際は必ずベッドサイドに付き添って、各種ルート類の管理を行うことが必要です。

　患者さんには「IABPを留置していないほうの足は、このような動き（膝立てや足首の屈曲運動）は行ってもらってかまいません。ただ、足元には大切なコードや管がありますので、引っかけないように注意してくださいね」などと、患者さんが動かす前に稼働できる範囲を説明します。また、実際に動かしかたを一緒に行い説明することで、イメージを持ってもらうことも大切です。その際に、事故抜去したときのリスクについても説明を行います。

Q.2 IABP留置中の患者さんに、上肢挙上などのリハビリを行うことは可能ですか？

A.2 リスクを考慮した上で、それでも行うべきかを考える必要があります。

心電図トリガーで駆動している場合は、上肢の挙上運動により心電図にノイズが入り、正しく補助が行えなくなる可能性もあります。IABP が留置されている患者さんの状態を考えると、そういったリスクを冒してまで上肢のリハビリを行う必要があるのかを考えなければなりません。手首や肘関節の ROM（関節可動域）運動は行ってかまいませんが、上肢の挙上は IABP が抜去されてからでも遅くないと思います。

Q.3 医師の指示で、体位変換は側臥位 30° 以下となっています。左右どちらの向きがよいのでしょうか？

A.3 左右どちら向きがよいということはありません。どちらを向いたとしても、IABP 留置肢が屈曲しないようなポジショニングが大切です。
一方で、IABP 留置中の患者さんの血行動態は不安定であることが多いため、体位変換によって血行動態が変化するリスク（以下解説）を理解して、予測しながら体位変換を行うことが重要になってきます。

1．左側臥位の場合
　解剖が関与します。肺の重量を考えてみてください。右肺の肺容量・重量は左肺より大きく、左心系に圧迫が加わります。低心機能である場合は、この圧迫により血圧を下降させる可能性があります。

2．右側臥位の場合
　右側臥位になると、心臓の位置が高くなります。また肺や心臓の重みが、下の位置にくる下大静脈を圧迫してしまい、静脈還流が障害されます。そのため、循環血液量が少ない場合、血圧を低下させてしまう可能性があります。

3．頭部挙上を行った場合
　皆さんも予測できますよね。静脈還流が減少することや、横隔膜挙上が解除されることで、血圧低下を起こす可能性が出てきます。
　このようなリスクを把握した上で、患者さんの現在の血行動態を評価しながら体位変換を行ってください。また、体位変換後は患者さんの身体観察をしっかり行い、血行動態が変化していないか経時的に観察し、負荷となっているようであれば速やかに仰臥位へ体位を戻してください。

Q.4 心電図トリガーで IABP を駆動している際に、VPC（心室期外収縮）との４段脈など不整脈がうまく補助されない場合があります。どうしたらいいですか？

A.4 P.45「IABP 装着中の実際と看護のポイント」でも記載したように、最近は自動調整機能がついている IABP の機器が多くなってきていますが、患者さんによっては設定の工夫が必要となります。

　頻脈時はアシスト比を１：２にしたり、心房細動のときは不整脈モード（R 波同期）にしたりと調整します。

　看護師は心電図変化に注意し、不整脈が出現している場合は、IABP の補助が有効に行われているかどうかを確認し、タイミングが合っていない場合は医師・臨床工学技士に報告し、タイミングを調整してもらいましょう。

Q.5 VF（心室細動）時は、どのようにしたらいいのでしょうか？

A.5 動脈圧トリガーとするのがよいと思いますが、メーカーの推奨やエビデンスとなるデータがあるわけではありません。自施設でよく相談して対応しましょう。

　まず、脈圧がない状態では IABP が駆動できないため、モードを Internal（インターナル）に変更する必要が出てきます。Internal モードの主な目的は、バルーン停止時の血栓形成予防です。IABP は、心電図や動脈圧をトリガーとして、バルーンが収縮と拡張を繰り返しながら圧補助を行う機械です。VF や心停止時には、そのトリガーとなるものが消失してしまうため、駆動することができなくなってしまいます。

　駆動できずに時間がたつと、IABP は身体にとって異物のため、バルーン周囲に血栓が形成されてしまいます。そのため、Internal モードにして、IABP のバルーンを動かす必要があります。

　胸骨圧迫時ですが、動脈圧トリガーのほうがよいと思います。胸骨圧迫が適切に行われている場合、胸骨圧迫によって動脈圧が出てきます。動脈圧トリガーに設定することで、胸骨圧迫によって生じた

動脈圧をトリガーして、拍出時にはIABPのバルーンが収縮します。

しかし胸骨圧迫に関しては、この方法を推奨するとはIABPメーカーはうたってはいませんし、この方法が有効といったデータがあるわけではありません。自施設の医師や臨床工学技士とも相談し対応してください。

Q.6 食事が可能な患者さんの食事介助のポジショニングのポイントは何ですか？

A.6 患者さんの状況ごとにポイントがあります。主治医や栄養士と相談しながら食事について検討しましょう。

ポジショニングとしては、誤嚥しにくい体位は頭部挙上30°となりますので、血行動態が安定し頭部挙上が可能な状態であれば、30°頭部挙上を行い、軽く首を前屈させた「リクライニング体位」をとらせて食事を摂取してもらうのがよいでしょう。

頭部挙上がまったく行えない状況の場合は、誤嚥のリスクが高まりますので、主治医や栄養士と食事摂取（栄養をどのように補給するか）について相談し、状況に合った方法を検討していく必要があります。

食事による負荷は1.5METs程度ですが、血行動態が不安定な患者さんの場合、食事により消化管への血液が増加することで、血圧が下降することがあります。食事というちょっとした行為であっても、負荷と感じ、血行動態が変化する可能性があることを頭に入れ、食事前・中で十分なモニタリングを行い、異常の早期発見と対応に努めながら介助していくことが大切です。患者さんの表情や言動も確認しながら、疲労感があるようであれば休息をとりつつ食事を摂取していただきます。

患者さんの咀嚼・嚥下能力も評価し、栄養士や主治医と相談し、適した食形態の物を選択することも大切です。

Q.7 IABPの圧ラインに血液が逆流していたことがあります。その際の対処方法を教えてください。

A.7 まず、圧ラインの接続の緩みがないかを確認します。また、加圧バッグが適切な圧で加圧されているかも確認してください。すべて問題がなければフラッシュをして構いません。

　施設によってIABPの圧ラインを看護師が触らない場合もありますので、自施設のルールも確認し実施してください。

引用・参考文献

1）関口敦ほか編. "IABP". IABP・PCPS・ペースメーカ・ICD看護マスターブック：ノートラブルで進める！. HEART nursing 2012年秋季増刊. 四津良平監. 大阪，メディカ出版，2012，22-67.
2）山名比呂美. "大動脈バルーンパンピング（IABP）". はじめての補助循環：カラービジュアルで見てわかる！ナースのためのIABP・PCPS入門書. 向原伸彦監. 大阪，メディカ出版，2013，36-69.

memo

PCPS 第2章

第2章 PCPS

1 PCPSはどんな機器？

兵庫県立姫路循環器病センターME管理室
課長補佐
大上哲也 おおうえてつや

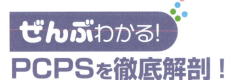

ぜんぶわかる！
PCPSを徹底解剖！

PCPS装置の基本構成

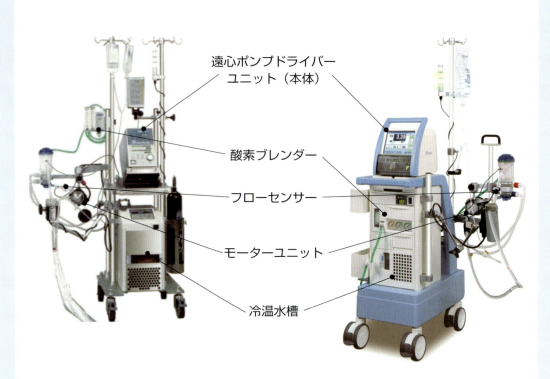

- 遠心ポンプドライバーユニット（本体）
- 酸素ブレンダー
- フローセンサー
- モーターユニット
- 冷温水槽

提供：泉工医科工業株式会社

　PCPSとは、遠心ポンプと人工肺を備えた閉鎖回路を用いて、経皮的に大静脈系から脱血した血液を酸素化し、大動脈系へ還流させることで心肺機能を補助する体外循環法であり、そのための体外循環装置です。
　脳低温療法・体温管理のため、冷温水槽を使用する症例が多いです。

PCPSの構成（例）

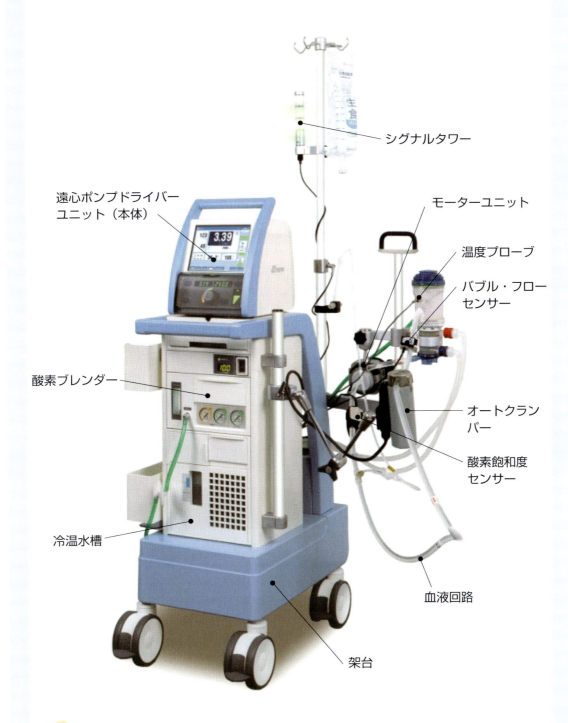

提供：泉工医科工業株式会社

本体（遠心ポンプドライバーユニット）

前面の基本構成と観察ポイント

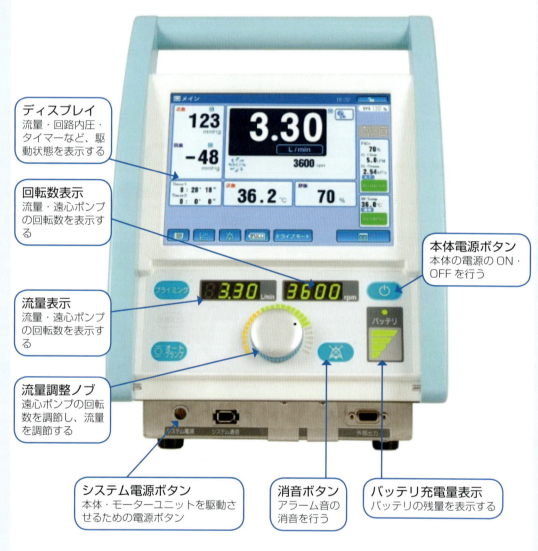

- **ディスプレイ**: 流量・回路内圧・タイマーなど、駆動状態を表示する
- **回転数表示**: 流量・遠心ポンプの回転数を表示する
- **流量表示**: 流量・遠心ポンプの回転数を表示する
- **流量調整ノブ**: 遠心ポンプの回転数を調節し、流量を調節する
- **本体電源ボタン**: 本体の電源のON・OFFを行う
- **システム電源ボタン**: 本体・モーターユニットを駆動させるための電源ボタン
- **消音ボタン**: アラーム音の消音を行う
- **バッテリ充電量表示**: バッテリの残量を表示する

提供：泉工医科工業株式会社

本体前面は、PCPS装置を操作する部分と、駆動状態を表す表示部から構成されています。

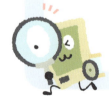

背面の基本構成

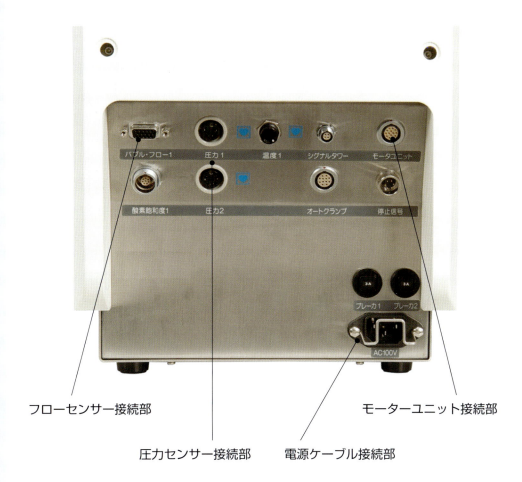

フローセンサー接続部

圧力センサー接続部

電源ケーブル接続部

モーターユニット接続部

提供：泉工医科工業株式会社

　装置背面には、電源ケーブル接続部やモーターユニット接続部などの装置を駆動させるためのケーブルと、フローセンサーや圧力センサーケーブルなどの、駆動状態を計測するためのケーブルを接続するようになっています。

　機種により、システム電源ボタンが背面に設置されているものもあります。

PCPS回路の基本構成

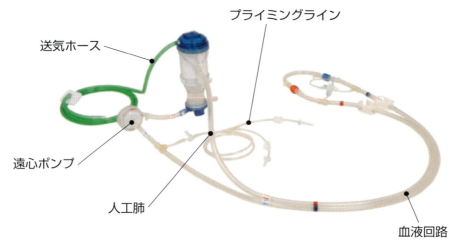

提供：泉工医科工業株式会社

遠心ポンプと人工肺を備えた、閉鎖回路で構成されています。

送脱血カニューラ

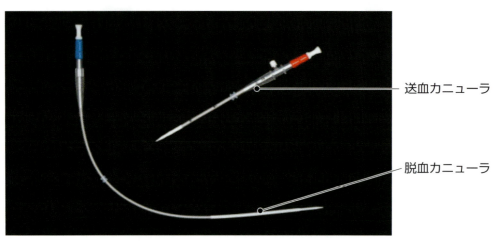

提供：泉工医科工業株式会社

　脱血カニューラは、大腿静脈から挿入し、先端を右房内に留置します（18〜22Fr.程度）。
送血カニューラは大腿動脈から挿入します（16〜18Fr.程度）。
　カニューラのサイズによっても、遠心ポンプの前後負荷が変化します。

PCPSの観察ポイントはここ！

ディスプレイ

①回転数・流量表示部
- 遠心ポンプの回転数・血流量を表示
- 多くの装置で、身長・体重を入力することで、体表面積あたりの流量（mL/min/kg）表示もできるようになっている

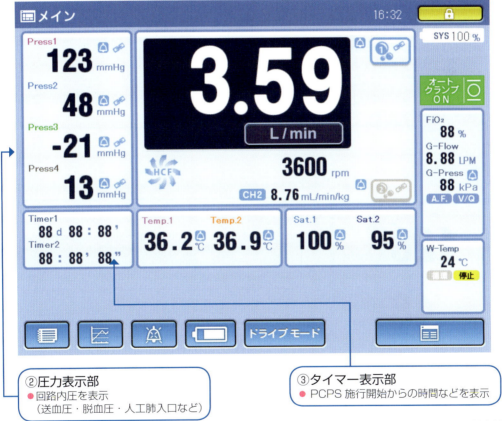

②圧力表示部
- 回路内圧を表示（送血圧・脱血圧・人工肺入口など）

③タイマー表示部
- PCPS施行開始からの時間などを表示

提供：泉工医科工業株式会社

※装置により、オプション部品を取り付けることで、血液温・酸素飽和度などが表示可能

回転数・流量表示部

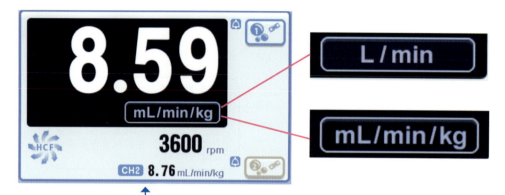

- 表示されている値が、何を表示しているのかに注意する
- 流量の変化に注意する
- 送血量は負荷の変動（送抜血圧）などに影響される
  ＜減少の原因＞
  －自己血圧の回復
  －回路の屈曲・人工肺の凝固
  －脱血不良（循環血液量の不足・回路の屈曲など）
- アラーム設定を必ず行う

圧力表示部

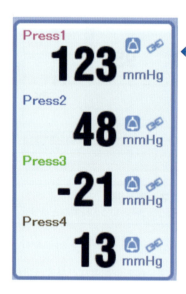

- 表示されている値が、どの部位の圧力を表示しているのか把握しておく
- 圧力の変化により、循環血液量の増減や回路内のどの部分に閉塞などの問題があるのか推測できる
- 機種により、圧力を測定できる箇所の数が異なる
- アラーム設定を必ず行う

提供：泉工医科工業株式会社

人工肺

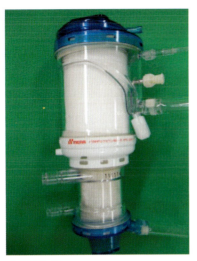

血液の酸素化を行います。
- PaO$_2$ 値は、200〜400mmHg が目安
- ガス交換能の低下に注意

以下の点に注意します。
- 結露によるウエットラング（エアフラッシュで対応）
- 血栓形成
- 血漿リーク

血栓形成

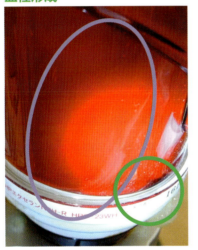

　長期使用時や抗凝固時間の短縮により、血栓が生成されます（◯のような黒色の血栓だけでなく、◯のような白色の血栓が生成されることもあるので注意が必要）。血栓形成により以下のリスクが生じます。
- 血栓を体内に送り込む危険性
- ガス交換能の低下
- 人工肺の凝固
- 回路内圧上昇
- 後負荷の増加による流量低下

血漿リーク

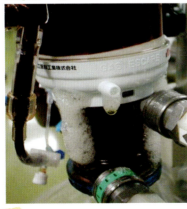

　長期使用時、血漿成分がリークすることがあります。ガス交換不良が発生します。

送脱血回路の色

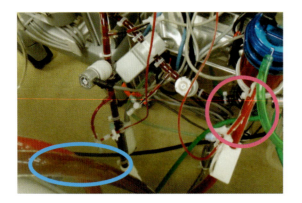

静脈から脱血し、酸素化して送血するため、人工肺の後では血液の色が動脈血色となります。

電源の状態

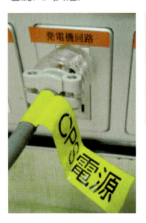
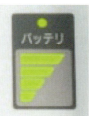

- 電源ケーブルの接続・バッテリの充電状況を確認します。
- 電源ケーブルの接続だけでなく、バッテリが充電されているか確認します。

充電がなされていないと以下が生じます。
　－装置の作動停止
　－停電時の作動不可

第2章 PCPS

2 PCPSのしくみ

兵庫県立姫路循環器病センターME管理室
課長補佐
大上哲也 おおうえてつや

さくっと理解！

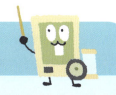

PCPSの基本的なシステムと血液の流れ（図1）

　全身臓器・組織への血流維持・心臓負荷軽減・冠血流増加により心筋への酸素補給を増大させる目的で、遠心ポンプと膜型人工肺を用いた閉鎖回路の人工心肺装置を用い、機械的手段によって心臓のポンプ機能の一部、ないし大部分を補助することがPCPSの役割です。

　右心房に挿入したカニューラから遠心ポンプで脱血した血液は、人工肺に送られて酸素化された後、大腿動脈から全身に送られます。

　最近では、脳低温療法や体温管理のため、温度調整を伴うPCPS症例が増えており、熱交換器付き人工肺と小型の冷温水槽を用いるケースが増えています。

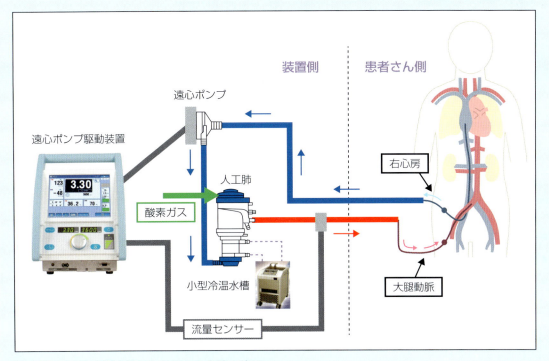

図1 ● PCPSの基本的なシステムと血液の流れ

PCPS 循環流量

一般的に、2〜3 L/min（1.2〜1.7 L/min/m²）程度が妥当とされています。

→末梢循環を十分保ちながら血圧を維持

※左心室の後負荷軽減のため（図2）、自己心拍出量の50〜70%程度の補助

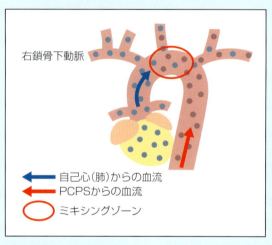

- 採血は右腕から行うのが望ましいです。自己心（肺）からの血流と、PCPSからの血流がぶつかり混ざり合うミキシングゾーン（mixing zone）が存在するため、PCPSの影響がより少ない右腕が望ましいです（ミキシングゾーンは、心機能と送血量により変動）。
- 人工呼吸器の設定は、右腕の血液ガスデータにより調整します。

図2 ● ミキシングゾーン

PCPS 施術中の ACT（活性凝固時間）

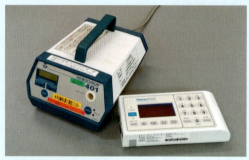
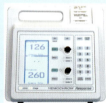

血液凝固のリスクを考慮して、自施設の基準に合わせて設定します。

ヘパリンコーティング回路が一般的に用いられているため、ACTをより低く設定するケースも増えています。

提供：平和物産株式会社

図3 ● ACT 測定機器

1 遠心ポンプ（図4）

- 磁力により回転翼（インペラー）を回転させ、その遠心力により血液を送り出します。
- 回転数増と流量の増加は必ずしも一致しません。
- 閉塞されている部分がありません。
  - 送血量は前後負荷の変動（送脱血圧）などに影響される（空回り）
  - 回路破裂の危険がない
  - 逆流する可能性がある
  - 大量の空気が混入した場合、ポンプ機能が著しく低下するため空気を送りにくい

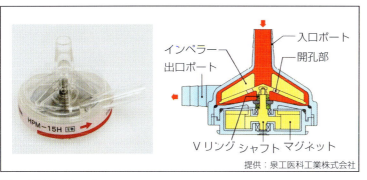

図4 ●遠心ポンプ

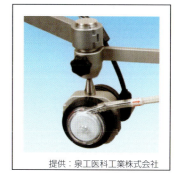

図5 ●モーターユニット

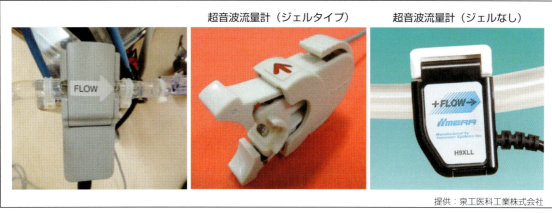

図6 ●フローセンサー（血流量計）

　　－ポンプや回路が摩耗しない
　　－血液粘性の変化が流量に影響する（温度やヘマトクリット値など）
●流量を監視するための流量計が必要です。
●異音が発生した場合、シャフトの軸ずれが考えられるので、交換が必要です。

2 モーターユニット（図5）

●本体（遠心ポンプドライバーユニット）にケーブルで接続され、磁力を利用して遠心ポンプを回転させます。
●流量調整ノブで回転数を調節します。

3 フローセンサー（血流量計）（図6）

●血流の向きに注意が必要です。
●電磁血流計と超音波血流計があります。
●装着のための専用セルが、あるものとないものがあります。

- ジェルが必要なタイプは、定期的にジェルを塗布します（乾燥すると誤測定）。
- 気泡検出機能を併せ持った流量計もあります。

4 オートクランパー（図7）

気泡警報・逆流警報に連動して、血液回路をクランプします。

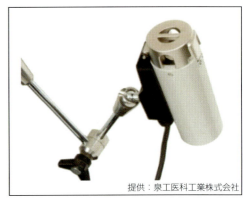

提供：泉工医科工業株式会社

図7 ●オートクランパー

5 圧力計（図8）

- 圧力センサーを取り付けることにより、回路内圧を測定します。
- 本体に空圧式アイソレーターを接続し圧力を表示できますが、PCPSは緊急性が高い場合が多いので、迅速にセットアップするために、血液回路に直接、圧力受容部を設けている施設も多いです。
- 測定部位により、圧力の変化で、流量の増減の原因など回路内の状態の推測ができます。

＜送血圧の上昇＞
→後負荷の増大、人工肺の閉塞、血液の粘性度の上昇、自己血圧の上昇、送血部位の屈曲など
＜脱血圧の低下＞
→前負荷の減少、脱血部位の屈曲など、循環血液量の減少

6 人工肺（図9）

　PCPS施術中のPaO_2値は、200～400mmHgが目安です（PaO_2は酸素濃度に依存、$PaCO_2$はガス流量に依存）。PaO_2値が低下した場合、通常、酸素ガス濃度を上げることで対応しますが、それでも回復しない場合は、人工肺に起因する可能性が考えられます。
　人工肺に起因してPaO_2が低下するケースとしては、以下の状況が挙げられます。
- ウエットラング（酸素ガスの流路が結露によって閉塞する）
- 血漿リーク（ガス交換膜に血漿が浸透し、薄黄色の液体や泡が漏れてくる）
- 血液凝固塊などの付着

　ウエットラングに関しては、定期的なガスフラッシュによってガス流路内の結露水を飛ばすことで防ぐことができます（1時間ごとに1分間、10L/min程度の酸素ガスを吹送するなど、自施設で使用する人工肺に合わせて取り決めをして行う）。
　人工肺に起因している場合は、PCPSの早期離脱が可能で、PaO_2値が極端に低下していない場合や長期補助の可能性がある場合によって、継続使用するのか人工肺を交換するのかを検討します。

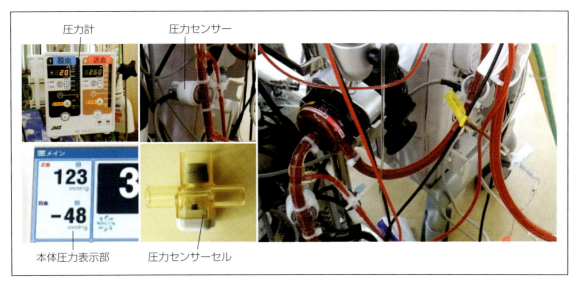

図8 ◉圧力計

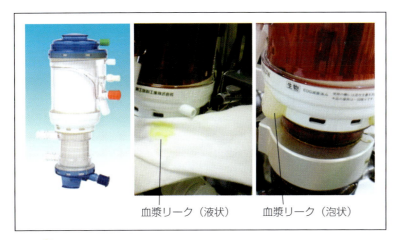

図9 ◉人工肺

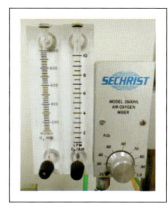

図10 ◉酸素ブレンダー

7 酸素ブレンダー（図10）

人工肺に流れる、酸素濃度とガス流量を調節します。
- PaO_2 は濃度に依存：濃度を上げると PaO_2 は上昇します。
- $PaCO_2$ は流量に依存：流量を増加させると $PaCO_2$ は低下します。

8 体外循環用血液ガス分析装置（図11）

血液回路内の血液ガスの値を連続的に測定・表示します。PaO_2 や $PaCO_2$、$S\bar{v}O_2$ などさまざまなパラメーターが連続的に観察できるので、PCPS の管理に有効な指標となります。

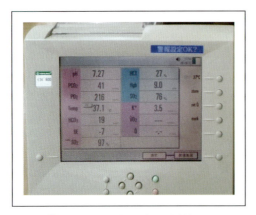

図11 ● 体外循環用血液ガス分析装置

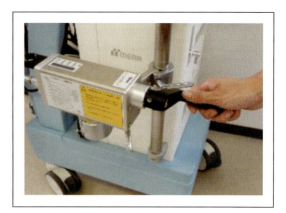

図12 ● 手動モーター

9 手動モーター（図12）

装置の不具合や、長時間の停電などに備えて手動モーターを設置しておきます。

10 酸素ボンベ（図13）

搬送時や緊急時に備え、酸素ボンベを常備し、残量を確認しておきましょう。

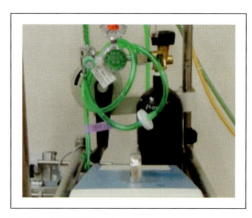

図13 ● 酸素ボンベ

まとめ

　心停止や心原性ショックに対する心肺蘇生や、さまざまな病態に対する循環補助・呼吸補助を行う方法として、PCPSがあります。
　遠心ポンプと人工肺を組み込んだシンプルな閉鎖回路で施行できることから、迅速にセットアップすることができ、循環器領域や救急救命領域などで幅広く利用されています。心肺蘇生や、心不全症例、呼吸不全症例などで用いられている、「循環維持」と「呼吸補助」を目的とした非常に有用な補助循環法です。
　PCPSは、心肺機能を補助する重要な役割を担っているため、そのしくみや操作方法を十分に理解し、安全を確保する必要があります。そのための安全機構も装備されていますが、人工肺や遠心ポンプなど、さまざまな部位の変化に注意する必要があります。

第2章 PCPS

3 PCPSの適応と禁忌

兵庫県立姫路循環器病センター循環器内科
医長
宮田大嗣 みやたたいし

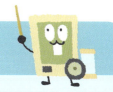

さくっと理解！

　PCPSは右心房から血液を体外に脱血し、遠心ポンプで血液を人工肺に送り込み、静脈血を酸素化した後に、大腿動脈から動脈系に送血します。PCPSは右心房から心臓に入る血液の70～80%を脱血し、酸素化して送血することが可能なため、①心原性ショック、重度な心筋炎、心筋症による心不全状態、②人工呼吸管理でも維持できない重篤な呼吸不全状態、③救急領域における心肺停止患者さんの侵襲的な心肺蘇生に用いられます。

　遠心ポンプ、人工肺を用い、使用中は抗凝固療法が必須のため、重篤な外傷症例、出血性ショックの患者さんには、出血を助長させる危険性があり禁忌となります。また、重症大動脈弁閉鎖不全症の患者さんには、血流が左心室に逆流し、容量負荷になるため使用できません。また、原疾患治療のために、全身状態を維持することが目的なため、不可逆的な脳血管障害、終末期状態の疾患も禁忌にあたります。

1 はじめに

　経皮的心肺補助法（PCPS）は一般的に、遠心ポンプと膜型人工肺を用いた閉鎖回路の人工心肺装置です。大腿動・静脈から送血・脱血カニューラを挿入し、心肺補助を行います。カニューラの挿入が経皮的に可能であり、このことが救急症例における迅速な導入を可能にし、また遠心ポンプを使用した閉鎖回路により操作の簡便化を可能にしています。

　循環補助として、大動脈内バルーンパンピング（IABP）が無効である心原性ショックに対して大きな役割を果たしていますが、生体に対する侵襲度が大きく、長期使用は不可能であり、短期的補助装置としての使用が必要です。PCPS導入後は速やかに離脱をめざした治療が必要であり、離脱の可否も早期に判断し、必要であれば他臓器の臓器不全が出現する前に、補助人工心臓（VAD）へ移行する必要があります。

表1 ● PCPS の適応症例

緊急心肺蘇生	● 心肺停止 ● 薬剤、電気的除細動に抵抗性の致死性不整脈
循環補助	● 重症心不全（心筋炎、心筋症） ● 心筋梗塞 ● 開心術術後の低心拍出量症候群 ● 開心術術後の体外循環離脱困難症例
呼吸補助	● 重症呼吸不全 ● 肺血栓塞栓症 ● 呼吸器外科手術（気道確保困難、低肺機能症例、陽圧換気、片肺換気に耐えられない症例）

文献1を参考に作成

表2 ● PCPS の適応基準（参考値）

IABP、カテコールアミン使用下でも以下の状態のとき
● 心係数（CI）：1.8L/min/m^2 以下 ● 収縮期血圧（SBP）：80mmHg 以下 ● 尿量：1mL/kg/h 以下 ● 混合静脈血酸素飽和度（SvO$_2$）：60% 以下 ● 補正困難な代謝性アシドーシス ● 人工呼吸を用いても PaO$_2$ 60mmHg 以下

文献1を参考に作成

2 PCPS の導入基準

　PCPS の導入が考慮される病態は、一般的な治療、カテコールアミン、IABP では維持困難な循環不全、呼吸不全、もしくは心肺停止状態です。一般的な導入疾患 **（表1）**[1, 2]、基準 **（表2）**[1, 2] を示します。

1. 循環補助としての PCPS

　重症急性心不全は、その原疾患がいずれであっても低心拍出量症候群（LOS）、心原性肺水腫、心原性ショックの状態となります。血管拡張薬、利尿薬、カテコールアミンの適切な使用、IABP の導入を用いても循環動態が安定しない場合には、原疾患の治療、心機能回復の治療が完成するまでに心臓・脳を含めた臓器の維持が必要であり、PCPS が導入されます。しかし、この補助循環は次の治療までの橋渡し的なものであり、PCPS の使用可能条件下で心機能の改善が望めなければ、より長期的に補助循環を行える、VAD への移行が必要です。

　また、PCPS の循環補助は強力な体循環流量補助ですが、左室後負荷に対する負荷軽減に乏しく、左心機能改善効果は期待できないと考えなければいけません。これは、PCPS は右心房から血液を脱血し、大血管に逆行性に血液を送血する、非生理的な循環補助によります。このため、送血流量が多ければ多いほど、左心室の後負荷を増やしてしまい、左室負荷の軽減は得られません。

　当院で循環補助として挿入した症例を提示します。

症例1：QT延長症候群（30歳代、女性）

午前5時ごろ、うなり声を上げ嘔吐しているところを夫に発見され、すぐに救急搬送。

精査加療目的に前医に入院。入院後、心室頻拍が出現（**図1**）。挿管し、アミオダロン塩酸塩を投与するも頻回に心室頻拍を繰り返し、精査加療目的に当院に転院搬送。

当院搬送当日に、多形性心室頻拍（トルサード・ド・ポワント）から心室細動に移行し、失神。電気的除細動後も心室頻拍／細動を繰り返す状態となり、右大腿動静脈からPCPSを装着。この時点で、低カリウム血症、心電図上（**図2**）のQT延長が判明し、QT延長症候群と診断した。

カリウムの補正を行い心室頻拍が消失したため、第3病日にPCPSを抜去、第7病日に抜管。神経学的異常も認めず、回復。着用式除細動器（Wearable ICD）を装着し、外来にて先天性QT延長症候群の精査を施行中。

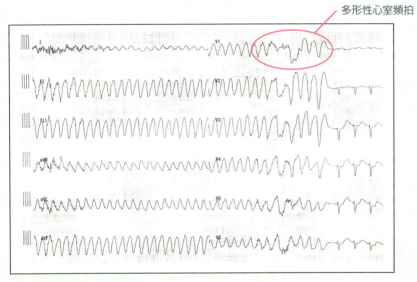

図1 症例1の心電図①

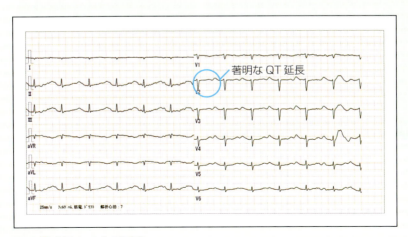

図2 症例1の心電図②
心拍数 74回/min　QT 650msec　QTc 697msec

症例2：劇症型心筋炎（50歳代、男性）

来院当日午前8時ごろに胸部不快感を自覚。午前8時半に清掃中に失神、近医を受診し、2：1の高度房室ブロック、トロポニンT陽性であり、当院へ搬送。

当院受診時点では心電図上、完全房室ブロックを認めた。来院時の時点で発熱はなく、左室壁運動異常も認めず。一時ペーシングを挿入後に冠動脈精査目的に、冠動脈造影検査を施行。左前下行枝近位側（#6）に90％狭窄を認めた。この時点では自然再灌流した急性冠症候群の可能性が否定できず、同部位に対して薬剤溶出性ステントを留置。

しかし、カテーテル治療終了後から38℃台の発熱が出現、また経時的にCK/CK-MBの上昇が見られ、その後に経胸壁エコー上、左室壁において全周性に収縮能の低下、左室壁の浮腫を認め、心筋炎と診断。第3病日に非持続性心室頻拍を頻回に認め、リドカイン塩酸塩投与を開始。同日から心室ペーシング閾値が上昇し、ペーシング不全が出現。また心収縮力が低下（LVEF 40％）して収縮期血圧70mmHgと低下を認め、カテコールアミンを開始するも心原性ショック状態となり、IABP、スワン・ガンツカテーテルを留置して心不全加療を開始。しかし、IABP留置後も血圧低値で、CO：3.15L/min、CI：1.74L/min/m^2、SvO$_2$：47.3％と低心拍出量状態を脱せず、第4病日に挿管、PCPSを留置。第4病日の段階では心エコー上、心筋の浮腫、高度の収縮能の低下**（図3）**を認め、心筋逸脱酵素は上昇傾向で、CK：2,997IU/L、CK-MB：162IU/Lまで上昇するもピークアウトせず、心移植も念頭に置きつつ、VADへの移行が必要と判断。第4病日に移植可能施設に転院。

転院翌日にPCPS下で状態増悪あり、左心補助心臓（LVAD）および右心補助心臓（RVAD）を装着。その後、心機能は改善傾向にあり、転院後10日で抜管、転院後22日でRVAD離脱。転院後35日でLVAD離脱。第77病日に独歩退院。

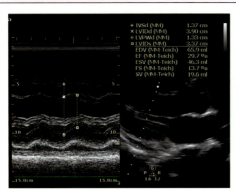
第4病日の経胸壁エコー（傍胸骨長軸像Mモード）：左室壁厚は浮腫のため増厚。また収縮能は低下してLVEF：29.7％。

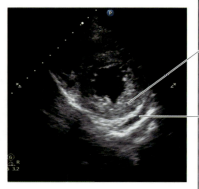
第4病日の経胸壁エコー（傍胸骨短軸像）：左室心筋浮腫像（エコー輝度の上昇）、心嚢液貯留を認める。

心筋浮腫像
心嚢液貯留

図3 ● 症例2の心エコー

循環補助として使用した2例を提示しました。症例1は難治性不整脈のコントロールおよび、診断・治療を行う上で、PCPS導入により血行動態を安定させるために使用しました。症例2は劇症型心筋炎の患者さんであり、急激に進行する心原性ショックに対して使用し、心移植可能施設への転院搬送、VAD導入へつなぐ形での使用となっています。両症例ともに緊急での挿入となっていますが、その後の原疾患の治療を行うことで、PCPS離脱が可能となっています。

循環補助のPCPS症例としては、上記疾患以外に、急性心筋梗塞、心筋症による慢性心不全の急性増悪、開心術術後の低心拍出量症候群、開心術術後の体外循環離脱困難症例などがあります。基本的に、PCPSは原疾患の治療の時間稼ぎですが、使用期間が長ければ長いほど合併症を併発し、またPCPS回路の人工肺も血漿成分の漏出により劣化するため、開始後1週間程度がその使用の限界です。何らかの理由で長期使用せざるを得ない場合には、回路交換が必要となります。

2. 肺補助としてのPCPS

可逆性の重症呼吸不全に対する呼吸補助を目的として使用されます。急性に起こる重症呼吸不全としては、肺塞栓があります。重症肺塞栓の場合は、一般的な抗凝固療法での改善では間に合わないため、より強力な血栓溶解療法、カテーテルによる血栓破砕吸引療法、また外科的に血栓摘出を行います。重篤な循環不全と呼吸不全に陥っているため、PCPSを用いてこれを補助します。

ARDS（acute respiratory distress syndrome：急性呼吸窮迫症候群）、呼吸器外科手術（気道確保困難、低肺機能症例、陽圧換気、片肺換気に耐えられない症例）など、心機能が維持されている症例ではextracorporeal membrane oxygenation（ECMO）として送血カニューラも静脈系に留置して、自己肺に血流を流して管理することもあります。

3. 心肺脳蘇生としてのPCPS

2007年1月〜2010年5月までに当院へ搬送された院外心肺停止178例のうち、原疾患が心原性だったものは73例、そのうち44例が集中治療室に蘇生後入院しましたが、生存退院例は18例、神経学的予後が良好に退院した症例は9例でした。来院時に心拍が再開していない症例の社会復帰率は、低いのが現状です。

この現状において、PCPSは、経皮的挿入が可能になったカニューラおよび、閉鎖回路によるシステムがコンパクトであることにより、循環器領域のみではなく、院外心肺停止症例に対して積極的に使用されつつあります。心拍再開に至る前に脳蘇生を可能にすることができる、PCPSを用いた心肺蘇生法を体外循環式心肺蘇生法（extracorporeal cardiopulmonary resuscitation：ECPR）といいます。蘇生法としてのPCPSの適応基準

表3 ● ECPRの適応基準と除外基準

適応基準	●年齢20〜75歳 ●初回心電図がVF／無脈性VT ●標準的ACLSに反応しない
除外規準	●ER到着までの時間が45分以上 ●ER到着後も15分間の標準的ACLSに反応しない ●収容時深部体温＜30℃ ●心停止前のADLが不良 ●家族の同意が得られない

SAVE-J試験におけるECPRの適応基準
文献3を参考に著者作成

は、いまだに統一したものがありませんが、**表3**[3]にその例を示します。PCPS研究会の全国集計調査結果においても、2013～2015年の7,697例のうち2,372例（31％）が救急領域で使用されています[4]。

当院で経験した院外心停止の1例を提示します。

症例3：心室細動（50歳代、男性）

同僚と屋外歩行中に突然、転倒。偶然通りかかった警察官により119番通報。この時点では同僚、警察官ともに、わずかに自発呼吸ありと判断し、bystander CPRはなし。

初期通報から13分後に救急隊接触。心肺停止状態を確認。AEDでショック波形（心室細動）であり除細動。一時、自己心拍再開（restoration of spontaneous circulation；ROSC）を得るも再度、救急車内でCPA（心肺停止）の状態となりCPR（心肺蘇生）を継続。

初期通報から21分後にドクターカーにドッキング。ドクターカー内で気管挿管が施行され、モニター波形がVFであり、電気的除細動5回、アドレナリン3A投与を実施するもROSCは得られず。ドクターカーから当院に状況連絡があり、当院ではPCPSをスタンバイ。

初期通報から37分後に当院到着。到着時もCPA状態であり、ECPR適応と判断し、初期通報から55分後（当院到着後18分後）にPCPS開始。またPCPS回路による低体温療法を開始。

PCPS開始後の電気的除細動により洞調律に復帰。心電図上、Ⅱ、Ⅲ、aVF誘導でST上昇あり。冠動脈造影検査にて、右冠動脈近位部（＃1）に100％閉塞を認めた。右冠動脈近位部を責任病変とする、急性心筋梗塞による心室細動と判断。同部位に対して経皮的冠動脈インターベンションを施行。第2病日に血行動態が安定しPCPS抜去。第4病日に抜管。高次脳機能障害も認めず、心臓リハビリを施行し、第36病日に退院、復職、社会復帰。

急性心筋梗塞に合併する難治性心室頻拍・心室細動は、心筋虚血が原因であり、血行再建がその停止には非常に有効です。致死性不整脈出現中も補助循環で循環動態を維持して、その間に血行再建を行い、致死性不整脈を停止させることは、救命につながります。またPCPS導入自体が、洞調律への回復の可能性を上げることができます（本症例においてもPCI前に洞調律に復帰しています）。これは、PCPSにより左心室の前負荷を取ること、冠動脈の灌流圧を上げることができたためです。

上記のような疾患以外に、心肺脳蘇生としてのPCPSの適応疾患は、偶発性低体温症、電解質異常による心停止、肺塞栓症、気管支喘息重積発作、アナフィラキシーショック、劇症型心筋炎などがあります。日本においてもECPRによる研究が進められており、2015年に発表されたSAVE-J（ECPRの有用性に関する多施設研究）においては、心停止の患者さんで6カ月後の神経学的予後が良好な患者さんが、ECPR施行群11.2％（260名中29名）、通常ACLS施行群2.6％（194名中5名）（P=0.0001）と報告されており[3]、今後もその適応が広がると考えられます。

表4 ● PCPSの禁忌

- 重症大動脈弁閉鎖不全症
- 下肢閉塞性動脈硬化症
- 出血のある外傷例
- 播種性血管内凝固症候群（DIC）
- 最近の脳血管障害の既往
- 終末期状態の疾患

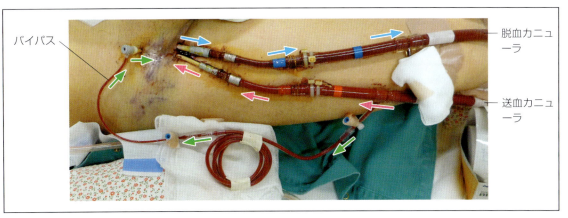

図4 ● PCPS導入後末梢側下肢灌流

3 PCPSの禁忌

　一般的なPCPSの禁忌を**表4**に示します。

　重症大動脈弁閉鎖不全症は、送血された血液が左心室へ逆流し、量負荷が増大して、左心室の拡張を引き起こすため禁忌とされています。また下肢閉塞性動脈硬化症は、IABPと同様にカテーテルが挿入不能であったり、また下肢阻血の原因となり使用できません。

　救急の現場では、下肢閉塞性動脈硬化症などの情報が得られないことが多く、PCPSの挿入後に下肢虚血が判明することがあります。この場合、5～6Fr.のシースを浅大腿動脈から末梢に留置して、PCPS回路の送血管の一部と接続し、下肢血流の灌流を得ます**（図4）**。

　出血のある外傷例では、抗凝固により出血が増悪する危険性が高く、循環血液流量が不足し、循環維持が困難となります。播種性血管内凝固症候群（disseminated intravascular coagulation；DIC）では微小血栓が形成され、抗凝固療法を強固に行っても、PCPS回路内血栓のリスクが高く、禁忌となります。

　最近の脳血管障害の既往がある患者さんでは、PCPS使用により脳出血のリスクが高く、また終末期の患者さんも原疾患の治療ができないため、禁忌となります。

まとめ PCPSの適応について、3つの具体例を提示しながら概説しました。PCPSは侵襲度が大きく長期間使用には向きませんが、比較的簡易に導入ができ、その流量補助は強力で、迅速な救命を可能にします。長期的に使用すると、下肢阻血、出血、臓器障害などが顕在化するため、導入された段階から常に離脱を視野に入れた管理、原疾患の治療が必要です。

導入は緊急な現場で判断されることが多く、PCPSに関わる医療従事者は、その導入基準、禁忌を含めて習熟しておく必要があります。

引用・参考文献

1）澤芳樹ほか．"PCPSの概要"．新版 経皮的心肺補助法：PCPSの最前線．松田暉監．東京，秀潤社，2004，9-13.
2）澤芳樹ほか．"PCPSの外科的基準"．前掲書1）．17-23.
3）Sakamoto, T. et al. Extracorporeal cardiopulmonary resuscitation versus conventional cardiopulmonary resuscitation in adults with out-of-hospital cardiac arrest：a prospective observational study. Resuscitation. 85（6），2014，762-8.
4）斎藤俊輔．PCPS研究会アンケート集計結果．日本経皮的心肺補助研究会．http://www2.convention.co.jp/pcps/pdf/enquete.pdf（2017年7月閲覧）

memo

第2章 PCPS

4 PCPS装着時の実際と看護のポイント

兵庫県立姫路循環器病センター救命救急センターCMCU-Ⅱ
集中ケア認定看護師
岸本 博 きしもとひろし

さくっと理解！

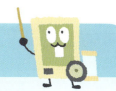

　PCPSを挿入する患者さんは、心停止症例や心原性ショック状態、重症呼吸不全といった生命の危機的状態に置かれた場合が多く、一刻を争います。緊急事態に備え、必要物品を常日頃から確認し、確実な清潔操作による挿入手順を把握しておかなければなりません。また、多職種との連携によって迅速かつ安全なPCPS挿入が可能となるため、定期的に多職種によるシミュレーションを行うことも重要です。

　PCPSは原則的に、大腿静脈から脱血カニューラを挿入し、右心房から遠心ポンプによって血液を脱血し、膜型人工肺により酸素化した血液を大腿動脈に挿入したカニューラによって送血し、全身の不足した血流を補います。しかし、大腿動脈から頭部側への送血といった非生理的な血流であるため、さまざまな弊害を生じます。患者さんの全身状態の継続的観察、全身管理とともに、PCPS挿入に伴う合併症についても対応しなければなりません。

　また、PCPSの挿入は、生命の危機的状態に置かれた患者さんに対して行われるため、患者さんや家族の精神的不安は計り知れません。身体的問題だけでなく、患者・家族の置かれた状況を心理的側面からも把握するように努め、適切な介入を行う必要があります。

コマ送りでイメージ！

コマ送りの前に……ナースが知っておきたいこと

1．患者・家族の精神的不安を理解する

　PCPSの挿入は、生命の危機的状態に置かれた患者さんに対して行われるため、患者・家族の精神的不安は計り知れません。緊急を要する事態であっても、十分なインフォームドコンセントが行われ、患者・家族が十分に思いを表出し、現状を受け入れることができるよう介入しなければなりません。

2. PCPS装置

PCPS（**図1**）は原則的に、大腿静脈から脱血カニューラを挿入し、カニューラ先端を右心房へ留置します。そして遠心ポンプによって血液を脱血し、酸素と接続された膜型人工肺を通って、血液は酸素化されます。この酸素化された血液は大腿動脈から挿入された送血カニューラを通って下肢側から頭部方向へ、生理的な血流とは逆方向へ送られることで、全身へ酸素化された血液が送り出されます。

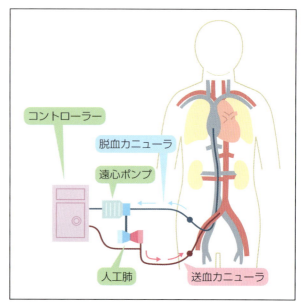

図1 ● PCPSのしくみ

1 PCPS装着の準備

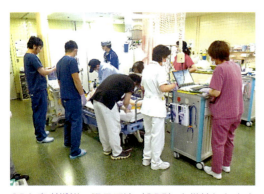

CPA患者搬送。胸骨圧迫（CPR）を継続したままPCPS挿入

医師からPCPS装着準備の指示が出た際、看護師はまず十分な人員確保を行います。そして、臨床工学技士がPCPS回路のセットアップとプライミング（回路内を生理食塩液にて充填し完全に空気を抜く作業）を行います。

ナースの動きかた

患者さんの全身状態の観察、医師の指示への対応を行います。心肺蘇生と同時進行で行われる場合は、効果的な心肺蘇生が行われるよう全体の動きを把握し、スタッフへの指示出しを行います。

各スタッフと協力しながらPCPS装着時に必要な物品をベッドサイドに準備し、シーツやベッドが汚染しないよう、防水シーツを背部から下肢にかけて敷いて対応します。

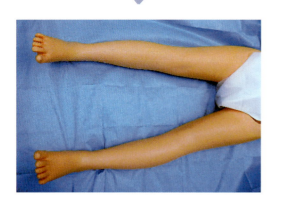

2 PCPS装着時必要物品の準備

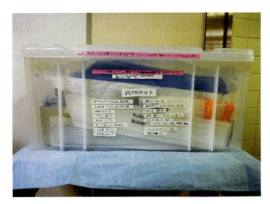

PCPSセット

PCPS挿入は、緊迫した状況下で行われます。当院では、そういった状況下においても必要物品が迅速にすべて準備できるよう、必要物品を一つの箱にまとめて配置しています。

蘇生の早い段階でPCPS挿入を念頭に置き、挿入の可能性が考えられる際は、清潔野の確保と同時に、必要物品の展開を行う必要があります。必要な物品は各施設で異なるため、必ず自施設で使用される必要物品について確かめておく必要があります。

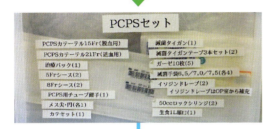

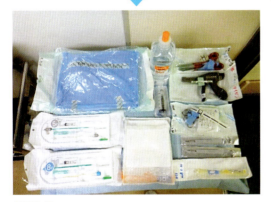

必要物品

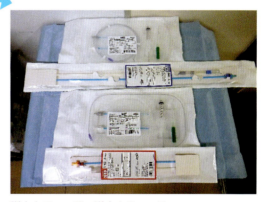

脱血カニューラ、送血カニューラ

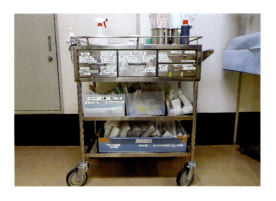

　PCPSセット以外にも、消毒薬、滅菌手袋、滅菌ガウン、縫合糸、ガーゼなどが必要となります。そういった物品をひとまとめにした包交車も必要となります。

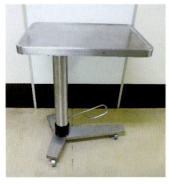 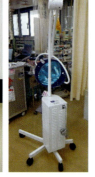

オーバーテーブル　　　　無影灯

　必要物品を広く展開できるよう、広めのオーバーテーブルも必要です。
ほかに、術野の視野を確保するため無影灯も必要です。

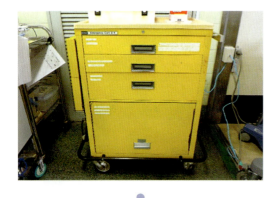

　緊急事態に迅速に薬剤を投与できるよう、救急カートがいつでも使用できるように配置しておきます。

ナースの動きかた

物品は必ず1回／日チェックを行い、使用後も必ず補充してチェックを実施し、いつでも使用できるように整えておきます。

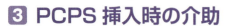

❸ PCPS挿入時の介助

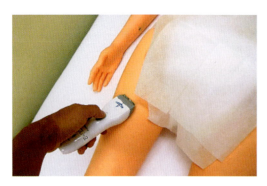

　まず、刺入部位となる鼠径部の剃毛を行います。

ナースの動きかた

PCPS（IABPのときも同じ）カニューラのナートによる固定を行うため、大腿前面から鼠径部を広範囲に剃毛を行います。

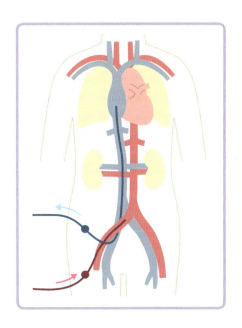

脱血カニューラは、解剖学的に右心房は右側にあるため、右の下大静脈からスムーズに挿入することが可能です[2]。送血カニューラは、左右どちらからでも挿入可能です。

ナースの動きかた

医師によって、解剖学的な位置より、脱血カニューラ挿入・送血カニューラ挿入が行われますが、盲目的にシースを挿入して行われるため、全体の位置関係が把握しやすいよう、鼠径部の広範囲にわたって術野が確保されるように尿道カテーテルの固定や、体位の工夫を行う必要があります。

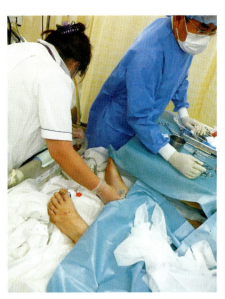

脱血カニューラ・送血カニューラを挿入する前に、必ず両下肢の足背動脈・後脛骨動脈の血流をドプラ血流計にて確認し、マーキングを行っておきます。

ナースの動きかた

送血カニューラの挿入により、大腿動脈末梢の血流低下を招く危険性が考えられるため、血流音・拍動音に左右差が見られる場合にはただちに医師に報告し、血流の良いほうから挿入を行う必要があります。

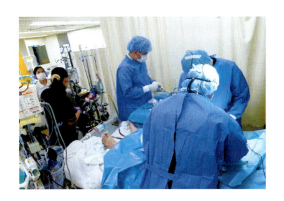

術野の消毒を行い、覆布、穴あきシーツにて術野の清潔野を確保します。そして、滅菌シーツを敷いたオーバーテーブル上に必要物品を展開していきます。

臨床工学技士は、PCPS回路をいつでも接続できるよう準備を進めます。

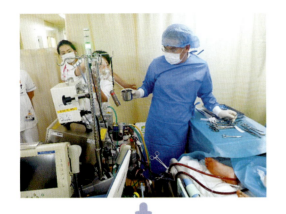

PCPS挿入セット（当院規定のもの）、縫合セット、シリンジ、清潔チューブ鉗子、タイガン、タイガンテープ、脱血カニューラ、送血カニューラを開封し準備します。ヘパリン加生理食塩液を滅菌カップに注ぎ準備します。

医師が脱血カニューラ・送血カニューラの挿入を行います。

確実にエアを抜きながら、PCPS回路と脱血カニューラ・送血カニューラの接続が行われます。

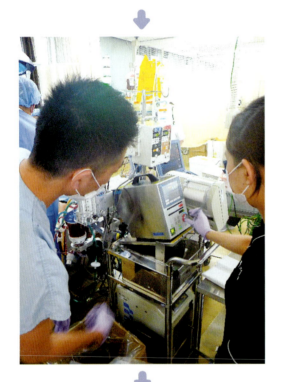

脱血カニューラ・送血カニューラとPCPS回路が接続されたら、回路をチューブ鉗子でクランプしたままの状態で、臨床工学技士がPCPS回路のポンプの回転を開始します。

臨床工学技士の見かた

ポンプの回転数を1,500回転程度まで上げた状態でクランプを解除しないと、心臓が圧を生み出している状態であれば、PCPS回路を通じて圧の高い大腿動脈から右心房へ血液が流れてしまいます。これを防ぐべく、ある程度ポンプの圧を上げるため1,500回転程度までポンプを回し、クランプを解除する必要があります。

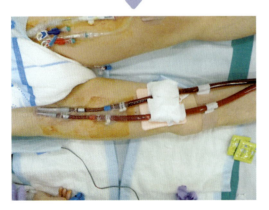

クランプを解除し、PCPSでの循環補助が開始されたら、循環動態の観察を行います。

カニューラの固定と刺入部のドレーピングを行いますが、刺入部からの出血がない場合は、常時刺入部の観察が行えるよう、透明フィルムドレッシング材を使用します。三方活栓などが直接皮膚に当たらないよう、ガーゼ保護を行ったり、弾力性のある皮膚保護剤を使用します。

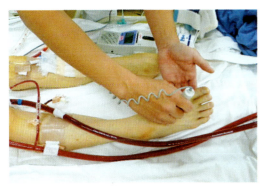

足背動脈の血流音の確認

PCPS送血カニューラは大腿動脈から頭側へと挿入され、送血が行われます。したがって、大腿動脈より下肢側である末梢の循環が低下する可能性が考えられるため、必ずドプラ血流計で足背動脈・後脛骨動脈の血流音を確認します。

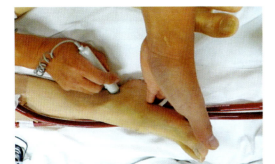

後脛骨動脈の血流音の確認

ナースの動きかた

どちらか一方の血流音が確認されれば下肢血流は維持されていると考えられますが、どちらも確認できない場合は、下肢の壊死を起こしてしまう可能性があるため、ただちに医師に報告します。

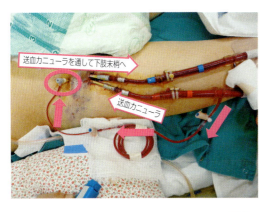

送血カニューラを通して下肢末梢へ
送血カニューラ

ドプラ血流計で足背動脈・後脛骨動脈の血流音が確認できない場合は、送血カニューラの末梢部の灌流を確保するため、下肢側に向けて4〜5Fr.のシースを挿入し、送血カニューラの分岐部と接続します。送血側の末梢血流低下は頻度の高い合併症ですので、前もって上記対策を行うケースが多いです。

ナースの動きかた

PCPS挿入後、呼吸・循環動態の観察を行い、異常が見られる際はただちに医師に報告し、対応しなければなりません。
また、速やかに衣服を整え、後頭部・背部・仙骨部・踵部の除圧を考慮した体位を整え、できるだけ早くに家族が面会でき、インフォームドコンセントが行われるよう配慮する必要があります。

まとめ PCPS挿入の現場は、一刻を争います。常日頃から、PCPS挿入にあたって、必要物品の管理、手順の把握を行い、チームが一丸となって迅速かつ安全に動けるようシミュレーションを行っておく必要があります。

また、PCPSを必要とする患者さんは、急変や重篤な状態であることが多く、患者・家族ともに危機的な状況であり、心理面への適切な介入を行わなければなりません。特に家族が十分に状況を受け入れることができるよう、細やかな配慮が重要となります。

緊迫した状況下でも周りの状況を隅々まで見渡し、客観的に状況を把握し、必要な人員のマネジメントが行え、必要な物品が必要なときに準備できるよう、常日頃からの備えが重要です。

引用・参考文献

1) 山名比呂美編著. "経皮的補助循環装置（PCPS）". はじめての補助循環：カラービジュアルで見てわかる！ナースのためのIABP・PCPS入門書. 大阪, メディカ出版, 2013, 72-108.
2) 正井崇史. "PCPSの原理と効果とは？". Dr.正井のなぜなに？がガツンとわかる補助循環. 大阪, メディカ出版, 2015, 118-213.（メディカのセミナー濃縮ライブシリーズ）
3) 関口敦ほか編. "PCPS". IABP・PCPS・ペースメーカ・ICD看護マスターブック：ノートラブルで進める！. HEART nursing 2012年秋季増刊. 四津良平監. 大阪, メディカ出版, 2012, 74-140.
4) 西野弘員ほか. "心のケアの介入方法". 救急・重症患者と家族のための心のケア：看護師による精神的援助の理論と実践. 山勢博彰編著. 大阪, メディカ出版, 2010, 72-84.

memo

第2章 PCPS

5 PCPS装着中の実際と看護のポイント

兵庫県立姫路循環器病センター救命救急センターCMCU-Ⅱ
集中ケア認定看護師
岸本 博 きしもとひろし

さくっと理解！

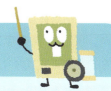

　PCPS装着患者さんの看護においては、重症心疾患者さんの管理以外に、PCPS装着に関わる患者特有の管理が重要となります。脱血カニューラから脱血し、酸素化された血液が逆行性に大腿動脈へ送られるため、非生理的な循環動態を生み出すことによって、身体にとってさまざまな弊害をもたらします。

　また、PCPSは人工肺を使用し酸素化を行いますが、人工肺という異物と血液が接触する際、各種免疫反応によって炎症反応を引き起こします。長期にわたるPCPS使用によって、炎症反応が全身に及ぶことで、末梢循環不全や血管透過性の亢進による主要臓器の障害を引き起こす危険性が高まります。PCPSは強力な補助循環を行うことができますが、同時に身体への侵襲も高い治療であるため、早期にPCPSからの離脱ができるよう、出血、肺合併症の予防、感染、末梢循環障害、皮膚トラブルなどの合併症を最小限に抑えなければなりません。

　PCPSは一時的な補助循環であり、長期になればなるほど身体への侵襲によってさまざまな弊害をもたらすため、チーム一丸となって合併症予防に努め、1日でも早い離脱をめざすことが重要です。

コマ送りでイメージ！

コマ送りの前に……ナースが知っておきたいこと

PCPS装着中の患者管理

PCPSの適応（表1）
　PCPSは、心停止時や心原性ショックなどの緊急場面や、心筋梗塞、心筋炎、心筋症、開心後の低

表1 ● 適応症例

緊急心肺蘇生	心停止 心原性ショック 薬剤に反応しない重症不整脈（致死性不整脈） 急性肺塞栓による循環虚脱
循環補助	心筋炎 心筋症 心筋梗塞や開心術後の低心拍出量症候群（LOS） 開心術時の体外循環離脱困難
呼吸補助	急性呼吸不全 肺・気管支および大血管の手術

心拍出量症候群などの重症心不全に対する循環の補助として用いられます。また、心臓カテーテル治療時、PCPSでの循環補助を行いながら左冠動脈主幹部の治療を行う際にも用いられます。ほかにも肺塞栓症による重篤な血行動態の悪化時に低酸素血症を改善させ、手術にて血栓除去を行うまでの心肺補助としても用いられます。

IABPやカテコールアミンを用いてもP.102表2に挙げた基準が改善されない場合は、PCPSの適応が考慮されます。

PCPSが適応となる患者さんの多くは、重篤な状態であり、重症心疾患患者さんとしての管理が必要となります。また、PCPSは脱血カニューラから脱血し、酸素化された血液を逆行性に大腿動脈へ送るため、非生理的な循環動態を生み出すことによって、身体にとってさまざまな弊害をもたらします。大腿動脈から逆行性に全身循環に匹敵する量の血液を送り出す能力があるため、左心室から駆出される血液とぶつかることで、左心室への多大な後負荷を与え、肺水腫を引き起こしてしまう危険性も考えられます。左心室への負荷を軽減するためにIABPを併用するケースが多いですが、左心室への負荷が大きくならないよう、血液ガスデータやスワン・ガンツカテーテルの値などを参考にしながら、PCPSの流量を調節していく必要があります。

1 PCPS管理中に確認すべき指標

1. $S\bar{v}O_2$

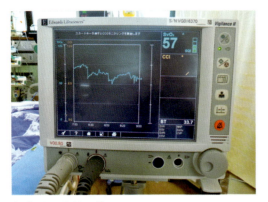

$S\bar{v}O_2$モニタリング

重症心不全患者さんにおいては、スワン・ガンツカテーテルによって算出される心拍出量を目安に管理がなされています。スワン・ガンツカテーテルには、右心房から右心室にかけてサーマルフィラメントという発熱を起こす金属が巻かれており（図1）、そこが発熱し、カテーテル末端部の温度センサーによって、血流による温度の変化を感知することで心拍出量を算出します。

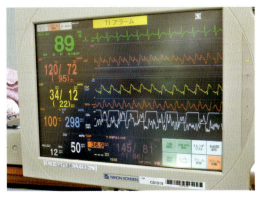
循環動態モニタリング

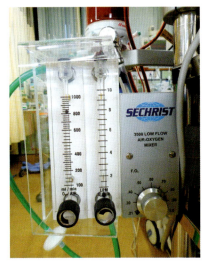
PCPSによる酸素濃度・流量設定

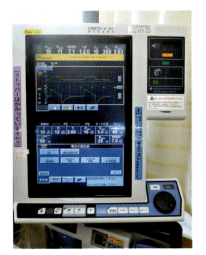
人工呼吸器の設定

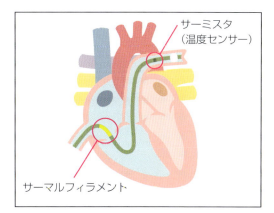
図1 ● サーマルフィラメント

ナースの動きかた

　PCPS装着患者さんにおいては、脱血カニューラにより右心房から脱血が行われるため、正確な心拍出量を測定することができなくなります。PCPS自体の血液流量は機械で測定することができますが、自己心の心拍出量は測定することができません。
　そこで間接的な心拍出量の指標になるのが$S\bar{v}O_2$となります。

　$S\bar{v}O_2$とは混合静脈血酸素飽和度のことで、体内のすべての静脈血が混じり合った血液の酸素飽和度であり、酸素が最も使い尽くされたところ、つまり肺動脈を流れる静脈血の酸素飽和度を言います。心拍出量が多ければ多いほど全身にたくさん酸素を送ることができ、使われずに肺動脈に帰ってくる血液も当然多くなります。したがって、心拍出量が多くなれば$S\bar{v}O_2$の数値は上がり、心拍出量が減れば$S\bar{v}O_2$の値も低下します。ですが、$S\bar{v}O_2$は体内の酸素需給バランスも示しており、動脈血中の酸素分圧の低下や、発熱などの代謝亢進、貧血などにより低下するため、注意が必要です。

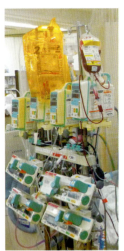
輸血時の様子

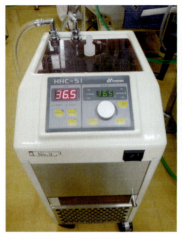
熱交換器によるPCPS回路を用いた体温調節

> **ナースの動きかた**
>
> SvO_2を70％以上に保てるよう、循環動態のモニタリングを行いながら、カテコールアミンの調整、PCPS回路での酸素濃度・流量の設定、人工呼吸器の設定、PCPSでの血液流量の設定、貧血時は輸血の施行、体温調整を行っていく必要があります。

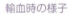

2. 補助流量

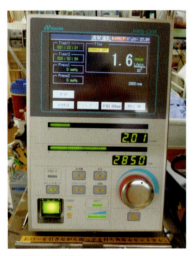
PCPS血液流量

　PCPSによる補助循環を行っている場合は、回路内の血栓予防のため、最低でも2.0L/minの流量は確保する必要があります**（表3）**。循環血液量不足による脱血不良や脱血カニューラの壁当たりなどにより流量が保てない場合は、ただちに医師・臨床工学技士に報告し、輸液やアルブミン製剤の投与や壁当たりなどのトラブルを解除する必要があります。

表3 ●循環管理の目標

- 血液流量 ≧ 2.2L/min/m²
- 平均動脈圧 ≧ 60～80mmHg
- 中心静脈圧：5～15mmHg
- SvO_2 ≧ 60％
- 尿量 ≧ 1mL/kg/h

文献1を参考に作成

3. 平均動脈圧

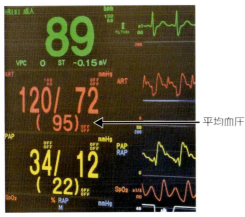

モニターによる平均血圧の表示

平均血圧は1周期分の血圧の積分から求められる数値で臓器還流を反映します。簡易的には、（収縮期血圧×2＋拡張期血圧）÷3で計算されますが、動脈圧モニターがある場合はより正確に算出されており、収縮期血圧／拡張期血圧（平均血圧）というように表示されています。平均血圧が70mmHg以上あれば、主要臓器血流は問題なく保たれていると判断することができるため、継続的モニタリングが重要です。

4. 血液ガス分析値

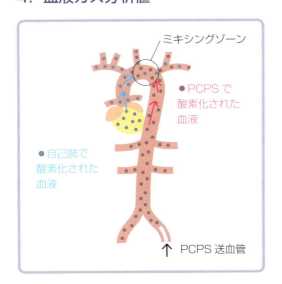

PCPSは、大腿動脈からの逆行性に酸素化された血液が流れます。自己心が回復し、拍出が得られるようになると、自己肺により酸素化された血液が左心房、左心室を経て大動脈から駆出されるようになります。自己心から拍出された血液と、PCPSから送り出された血液がぶつかる部分を「ミキシングゾーン（mixing zone）」といい（左図）、解剖学的に自己心から拍出された血液を最初に捉えることができる部分は、右の腕頭動脈から分岐した右上肢の動脈となります。こういった理由から、ほとんどのケースで右上肢にAラインが留置されます。

臨床工学技士の見かた

PCPS回路から酸素化された血液の血液ガス分析値と、右上肢の血液ガス分析値を比較することで、自己の心拍出量を推定することが可能となります。ミキシングゾーンですが、一般的にはPCPSの送血量に対して自己心拍出量が10%であれば近位弓部、25%で遠位弓部、50%で腹部動脈分岐部付近であるといわれています。

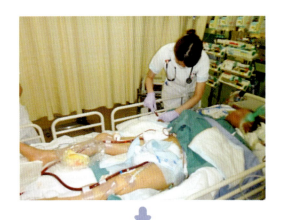

右上肢へ流れる血液は、その過程で右総頸動脈へ流れる血管と分岐しているため、右上肢で測定された血液ガスの値は、脳へ流れる血液ガスの値を示していると考えられますので、自己心拍の回復とともに自己肺での酸素化が十分に行われるよう、適切な人工呼吸器設定を行うことが重要となります。

5. 酸素分圧と二酸化炭素分圧

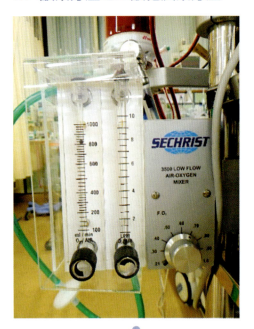

　PCPSにおける酸素分圧、二酸化炭素分圧の調整は、酸素濃度ブレンダー（酸素濃度調整）と酸素流量にて行います。PO_2の調整は酸素濃度で行い、PCO_2を調整する際は酸素流量で行います。

　酸素濃度を上げるとPO_2は上昇し、酸素流量を上げるとPCO_2は低下します。適正な値となるよう、臨床工学技士と医師により調整が行われます。

ナースの動きかた

　PCPSを作動させていると、しばらくして人工肺内で結露現象が起こり、ガス交換能が低下することがあります。それを予防するために、臨床工学技士により、酸素流量を一時的に上げて水分を吹き飛ばす「フラッシュアウト」という作業が定期的に行われます。人工肺での結露が確認された場合は、臨床工学技士に報告し対応してもらう必要があります。

2 PCPS装着患者さんの様子

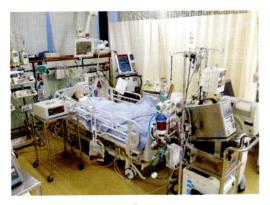

　PCPS装着患者さんは、PCPSのほかにIABP、人工呼吸器、CHDF（持続血液濾過透析）が装着される場合が多くあります。重症な病態に加え、多数の医療機器に囲まれた療養生活を送ることになるため、家族の不安は計り知れません。家族の思いを十分に傾聴し、思いを表出できるよう介入し、家族が希望された際、医師からインフォームドコンセントが行われるよう調整を行う必要があります。

　PCPSの合併症として頻度の高いものは、「出血」「下肢阻血」があり、詳しくは合併症の項で述べますが、重要なものを押さえていきましょう。

1. 出血

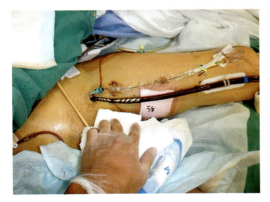

刺入部の確認

　PCPS装着患者さんには、回路内での血液凝固を防ぐために抗凝固療法が行われます。主にヘパリンの持続投与が行われ、ACT（活性凝固時間）を150～200秒程度に維持します。送脱血カニューラの刺入部から多く出血している際はただちに医師に報告し、開創による止血も必要です。

> **ナースの動きかた**
>
> 　貧血によりHbが7.0以下になると末梢への酸素運搬量が低下し、末梢酸素代謝障害を引き起こすため、輸血による対応が必要となります。輸血を繰り返すことによって免疫反応が賦活化し、多臓器障害を引き起こす危険性もあるため、止血は重要です。また、出血傾向を助長するため、口腔ケアや気管吸引などの刺激も最小限にする必要があります。気管吸引時、吸引圧も必ず20kPa（150mmHg）以下に設定して行うようにします。

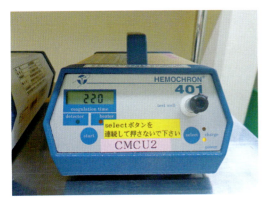

ACTの管理

2. 下肢阻血

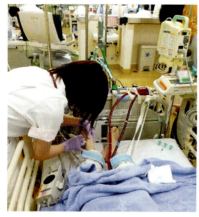

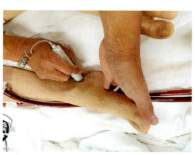

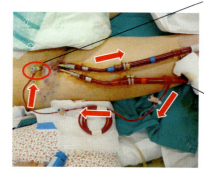

> **ナースの動きかた**
>
> 多くの症例で、返血側である大腿動脈末梢の血流障害をきたします。定期的に下肢末梢循環の観察、足背動脈・後脛骨動脈のドプラ血流計による観察を行い、どちらも確認できなければただちに医師に報告し、送血側末梢部へのバイパス術を行ってもらう必要があります。足背動脈・後脛骨動脈どちらか一方で血流が確認されれば急ぐことはありませんが、以前確認できていて確認できなくなった場合は、医師に報告する必要があります。

送血カニューラを通して下肢末梢へ

送血カニューラ

3. 全身性炎症反応症候群（SIRS）

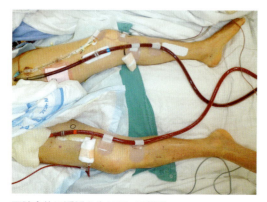

下肢全体に浮腫を生じている様子

　PCPSは人工肺を使用し酸素化を行いますが、人工肺という異物と血液が接触する際、各種免疫反応によって炎症反応を生じます。

　長期にわたるPCPS使用によって、炎症反応が全身に及び、炎症性サイトカインという炎症を引き起こす糖タンパク液性因子が全身に波及し、全身性炎症反応症候群（SIRS）といった状況を引き起こします。このサイトカインによって、末梢血管拡張を引き起こし、末梢循環不全や血管透過性の亢進によって、主要臓器の障害を引き起こす危険性が高まります。血管透過性亢進によって、リードスペースへ、非機能的細胞外液（浮腫）として水分が移行します。

> **ナースの動きかた**
>
> 水分出納（IN/OUTバランス）とともに定期的に体重測定を行い、浮腫の状況を医師に報告する必要があります。

4. 感染症

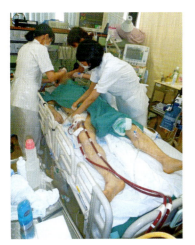
全身清拭時の様子

PCPS装着患者さんは重症疾患を有し、多種のラインが挿入されています。PCPS回路と血液が触れることで全身性の炎症を引き起こしている状況であり、免疫力の低下に起因する二次感染による致命的な合併症を防ぐことが重要となります。

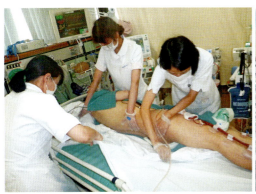
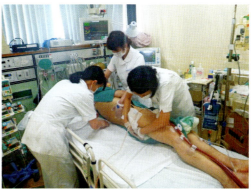
全身の皮膚状態の観察

ナースの動きかた

カニューラ刺入部の観察を行い、汚染時はただちに清潔が保てるよう消毒を行い、ガーゼ保護、フィルムドレッシング材の交換を行う必要があります（**図2**）。各種ライン挿入部の清潔の保持、口腔内の清潔保持、全身清拭による全身の清潔保持、陰部洗浄による逆行性感染の予防に努める必要があります。全身清拭は、全身の皮膚の状態を観察する上で重要な機会ともなります。

カニューラ刺入部のガーゼ保護	カニューラ刺入部のフィルムドレッシング材による保護	カニューラ刺入部の血液汚染
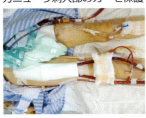	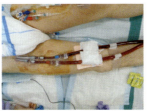	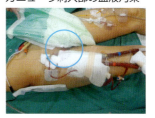

図2 ● カニューラ刺入部のケア、血液汚染

5. 溶血

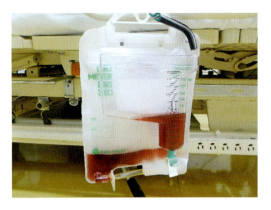

脱血時の陰圧、遠心ポンプによる血液の損傷や、回路内に形成された血栓により、溶血を起こすことがあります。溶血によって赤血球の中のヘモグロビンが流出し、腎臓の尿細管を塞いでしまうことで、ヘモグロビン尿という血尿を認めることがあります。そのまま放置すると腎不全を引き起こす危険性があり、ただちに医師に報告する必要があります。指示によりハプトグロビンが投与されることがあります。

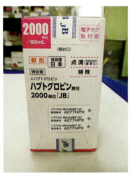

ハプトグロビン

ドクターの考え方

ハプトグロビンとは、溶血によって血液中に遊離したヘモグロビンと結合し、肝臓での代謝が行われることで、腎機能障害を防ぐことができる薬剤です。

6. 下側肺障害

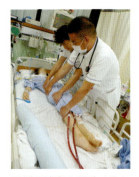 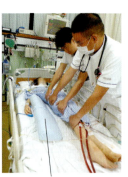

下側肺障害を予防するための体位変換

クッションなどを使用

　PCPS装着患者さんは、送脱血カニューラ挿入により臥床状態で過ごす時間が長く、下側肺障害をきたしやすい状態であるといえます。胸部X線の観察、定期的な肺野すべての聴診を行い、肺雑音が聴取される部位、無気肺によってエア入りが低下した肺野をできるだけ高い位置に持ってくるよう、体位変換を必ず2名以上で行います。送脱血が問題なく行われるよう、鼠径部の角度に注意しながらであれば、前傾側臥位や腹臥位を行うことも可能です。人工呼吸器による高濃度酸素投与を行っていても、自己肺での酸素化能の改善が見込まれない場合は、医師・臨床工学技士の付き添いの下、腹臥位を行うことも検討する必要があります。

7. ライントラブル

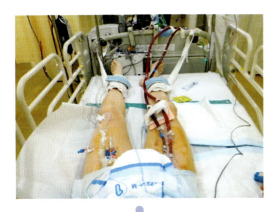

　PCPS回路のみならず多くのラインが挿入されている状態であり、体位変換などによってライン抜去などの危険性が高まります。ラインに過度な張力がかからないよう余裕を持たせ、三方活栓などによる皮膚の圧迫を予防するよう、クッション材の活用も行います。

8. 褥瘡

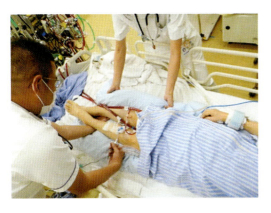

　PCPS装着患者さんは長期にわたる安静が予測されるため、必ずエアマットを使用します。送血側のバイパスを行っていても、末梢血流は低下している可能性が考えられるため、両側踵部の除圧はしっかりと行う必要があります。

　炎症反応による浮腫、末梢循環不全による低栄養状態により、皮膚表面が脆弱化しており、容易に褥瘡が形成される危険性が高い状態であることが考えられるため、必ず2名以上で体位変換を行い、衣類の摩擦によって起こる皮膚損傷を防がなければなりません。

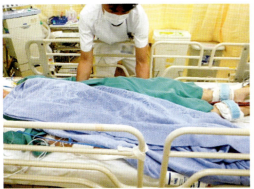

ナースの動きかた

　背部に手を優しく挿入し、殿部から下肢側へ、背部から頭部側へ、上腕全体を使って移動する背抜きによって、皮膚局所の除圧も適宜行います。
　定期的にエア量を変化させ、体位変換を行ってくれるエアマットもあるため、褥瘡予防には有効です。

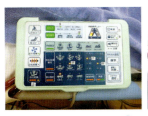 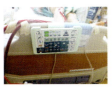

9. アラームとトラブルシューティング

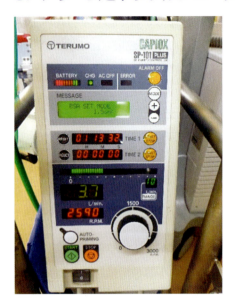

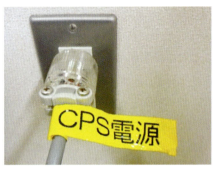

遠心ポンプのトラブルは致命的な事故へとつながる危険性があるため、必ずアラームの意味と対応方法について確認しておかなければなりません。

ナースの動きかた

- ローフローエラー：設定された値より流量が低下している状態です。脱血不良、送血不良が考えられるため、回路に屈曲がないか確認し、循環血液量不足の際は、医師・臨床工学技士に報告し、輸液や輸血による対応が行われます。
- ローバッテリ、AC ライン OFF：AC 電源が外れている可能性が考えられます。非常用電源コンセントに直接コンセントが刺さっているかを確認します。
- 上記対応を行っても改善されない場合やその他のアラームが鳴った場合：ただちに臨床工学技士へ報告し対応します。

まとめ

　冒頭にも述べましたが、PCPS は一時的な補助循環であり、非生理的な循環動態、抗凝固薬の使用、体外循環による異物との接触、長期臥床安静を要することなどから、PCPS 管理が長期になればなるほど身体への侵襲によってさまざまな弊害がもたらされるため、チーム一丸となって合併症予防に努め、1 日でも早い離脱をめざすことが最も重要となります。

　自己の心拍の回復を的確に見極め、それに見合った適切な流量補助が行え、いよいよ離脱となった際にも、自己肺が十分に機能することができるよう、周到な全身管理を行うことが重要と考えます。

　重症疾患を有する患者さんであり、危機のトラブルが直接生命の危機的状況と直結するため、多職種の連携なしでは十分なケアを行うことはできません。多職種による常日頃からのコミュニケーションも、治療を左右する重要な要因です。

引用・参考文献

1）関口敦ほか編．"PCPS"．IABP・PCPS・ペースメーカ・ICD看護マスターブック：ノートラブルで進める！．HEART nursing 2012年秋季増刊．四津良平監修．大阪，メディカ出版，2012，74-140．

2）山名比呂美編著．"経皮的補助循環装置（PCPS）"．はじめての補助循環：カラービジュアルで見てわかる！ナースのためのIABP・PCPS入門書．大阪，メディカ出版，2013，72-108．

3）正井崇史．"PCPSの原理と効果とは？"．Dr.正井のなぜなに？がガツンとわかる補助循環．大阪，メディカ出版，2015，118-213．（メディカのセミナー濃縮ライブシリーズ）

4）劔持雄二．"経皮的心肺補助（PCPS）"．ICUケアメソッド：クリティカルケア領域の治療と看護．道又元裕編．東京，学研メディカル秀潤社，2014，18-31．

5）清水敬樹．"PCPS（経皮的心肺補助法）"．ICU実践ハンドブック：病態ごとの治療・管理の進め方．東京，羊土社，2009，220-2．

6）尾野敏明編著．"炎症反応とは？"．ICUナースの生体侵襲ノート．道又元裕監．愛知，日総研出版，2015，52-76．

7）道又元裕編著．"過大侵襲を受けた患者の生体反応の基本的理解"．重症患者の全身管理：生体侵襲から病態と看護ケアが見える．愛知，日総研出版，2011，6-34．（重症集中ケアシリーズ，1）

8）西野弘員ほか．"心のケアの介入方法"．救急・重症患者と家族のための心のケア：看護師による精神的援助の理論と実践．山勢博彰編著．大阪，メディカ出版，2010，72-84．

memo

第2章 PCPS

6 PCPS抜去の実際と看護のポイント

兵庫県立姫路循環器病センター救命救急センターCMCU-Ⅱ
集中ケア認定看護師
岸本 博 きしもとひろし

さくっと理解！

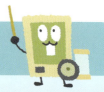

　PCPS離脱は、PCPS管理（図1）が必要となった原疾患の改善によって初めて可能となります。流れとしては、PCPSの回転数をある程度まで下げ、それでも呼吸・循環動態の悪化が認められない場合は、回路のクランプを行い、回路内の流れを完全に遮断します。今まで右心房から行われていた脱血が完全になくなるため、左心への前負荷が増大する一方、大腿動脈への逆行性の送血もなくなり、左心への後負荷は軽減します。また、今まで人工肺でのガス交換が行われていましたが、離脱によって完全に自己肺でのガス交換を行う必要があるため、人工呼吸器の設定を厳密に行わなければなりません。

　このように、PCPS離脱によるさまざまな呼吸・循環動態への影響が予測されるため、厳密にモニタリングを行い、悪化を予測した周到な準備が重要となります。PCPSからの離脱を図ることができ、その後、順調な経過がたどれるよう、全身のフィジカルアセスメントによる予測に基づいた対応が重要と考えます。

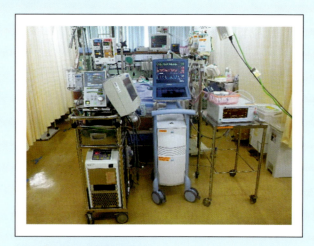

図1 ● PCPS管理の様子

コマ送りでイメージ！

コマ送りの前に……ナースが知っておきたいこと

1. PCPS 離脱の基準

PCPS の離脱に関する明確な判断基準は存在しませんが、心機能の回復とともに、大腿動脈からの逆行性の送血による後負荷の増大や、PCPS 回路への血液の接触による弊害など、PCPS 装着自体が大きな侵襲となるため、装着された時点から、常に離脱できるかを判断していくことが重要となります（**表 1**）[1]。

表 1 ● PCPS 離脱の基準

- 収縮期血圧（SBP）：80mmHg 以上
- 肺動脈楔入圧（PCWP）：12mmHg 以下
- 心係数（CI）：2.2L/min/m^2
- ガス交換：適正範囲内

文献 1 より引用

PCPS の補助流量を徐々に減らしていき、流量を 1.5〜2L/min 程度まで減量し、血行動態が安定し、血液検査などのデータ上、循環不全や臓器障害が進行していなければ、離脱が考慮されます。

2. PCPS 離脱に伴い必要となること

PCPS 離脱は、PCPS 管理が必要となった原疾患の改善によって初めて可能となります。

PCPS がどの臓器を補助していたのか、心臓か肺か、または両方なのかを把握し、現在どのような状態まで改善し、離脱に伴うリスクがどの程度であるかを予測した上で、離脱できるかどうかが判断されます。

離脱に伴い、自己の心臓・肺で循環・呼吸を維持しなければならない状態となるため、生命の危機的状況となることも予測されます。そのため、離脱時は必ず家族に来院してもらい、十分に説明し、現状を十分に認識してもらえるよう介入する必要があります。

memo

1 PCPS離脱の準備

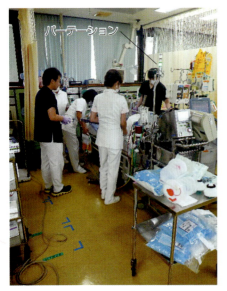
パーテーション

プライバシーの確保、ほかの患者さん、家族への配慮として、カーテンを閉めることはもちろん、広くスペースを確保するためにパーテーションを使用し対応します。

ナースの動きかた

PCPS離脱に伴う状態変化や抜去時のトラブルへの対応、特殊な物品の準備など、十分なマンパワーを要するため、医師、臨床工学技士、看護師など人員を確保することも重要です。

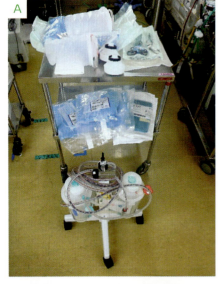

各施設で決められた物品を準備します。

【PCPS離脱時の必要物品】
- A：滅菌ドレープ、穴あきシーツ、滅菌ガウン、マスク、帽子、PCPS抜去セット（滅菌中材物品）、滅菌チューブ鉗子、吸引セット、滅菌吸引チューブ、ヘパリン加生理食塩液、ガーゼ、縫合糸など、電気メス※メスのみ
- B：オーバーテーブル
- C：包交車
- D：救急カート
- E：無影灯

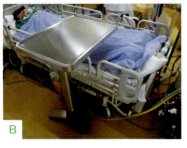
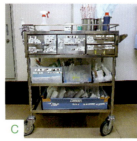
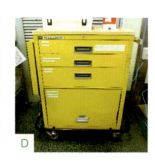
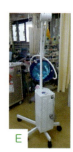

2 PCPS抜去の実際

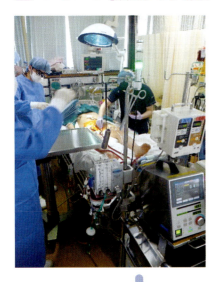

無影灯で抜去部位の視野が確保できるよう調整します。

ナースの動きかた
医師が処置を行いやすいように、ベッドの高さを調整したり、処置に伴う移動がスムーズに行えるように、不要な物品の移動など空間を確保します。

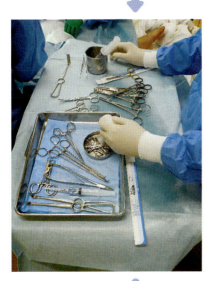

オーバーテーブル上に必要物品を展開していきます。医師が抜去部位の消毒を行います。

臨床工学技士は、PCPSの回転数の調整、回路のクランプが行えるよう準備を行います。

ナースの動きかた
医師または直接介助看護師に対して、マスク、帽子、滅菌手袋、滅菌ガウン装着の介助を行います。

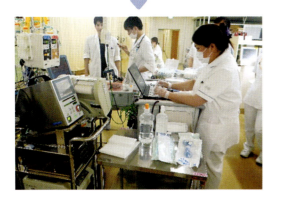

ナースの動きかた
必要物品の展開とともに、各種モニターによる循環動態・呼吸状態の把握、記録を行い、常時医師に報告し、指示があれば対応を行います。

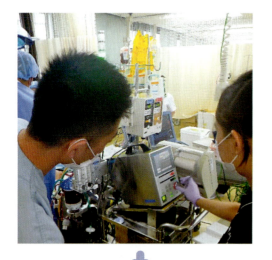

臨床工学技士は、医師の指示に基づき、PCPSの回転数を下げ、流量を1.5～2L/min程度まで減量します。

PCPSから離脱できる状態であり、自己心の機能も十分に回復しているため、遠心ポンプを完全に止めてしまうと、自己心拍により、回路内を通って血液が大腿動脈から右心房へと流れてしまう危険性があります。したがって、回路内に血液が逆流しない程度の回転数を確保する必要があります。

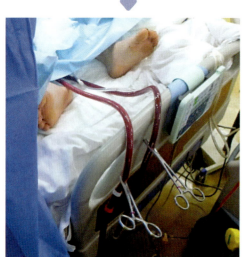

遠心ポンプの回転数を低下させても血行動態の悪化がなければ、臨床工学技士が送脱血回路のクランプを行い、完全に回路が遮断されます。

> **ナースの動きかた**
>
> 完全にPCPSによる補助がなくなるので、急激な循環動態の変動がないか、呼吸状態の悪化がないかを注意深くモニタリングし、異常が見られる際はただちに医師に報告しなければなりません。
> 同時にPCPS送血側にシースによる末梢部灌流が行われている場合は、回路の停止によって下肢血流が悪化する可能性があるため、下肢末梢循環の確認を行い、医師へ報告し対応します。

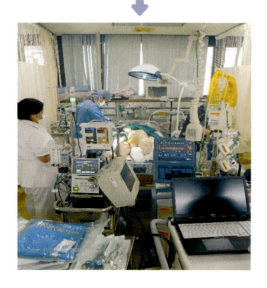

PCPS回路が完全に遮断されれば、右心房からの脱血がなくなり、左心にとっては前負荷が増大することになります。また、ガス交換は完全に自己肺に置換されるので、循環動態・呼吸状態の継続的観察を行います。血行動態の指標としては、収縮期血圧90mmHg以上、平均血圧65mmHg以上を確保できるよう、カテコールアミンの調整や輸液が行われます。

> **ナースの動きかた**
>
> PCPSによる右心房からの脱血もなくなるため、スワン・ガンツカテーテルによる心係数（CI）、肺動脈圧（PA）、肺動脈楔入圧（PCWP）も正確に計測することが可能となります。右心房からの脱血がなくなり、左心室への前負荷が増大することが予測されるため、左心室の前負荷の指標である肺動脈楔入圧が20mmHg以下に維持されているか、また、心係数が2.2L/min/m²以上維持できているかを観察し、低下している場合は、ただちに医師に報告し対応します。

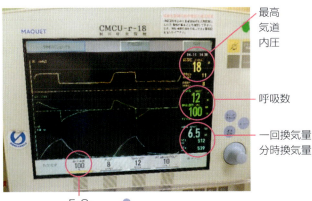

最高気道内圧
呼吸数
一回換気量
分時換気量
F_IO_2

> **ナースの動きかた**
>
> PCPS離脱によって、完全に自己肺でのガス交換に置き換わるので、回路遮断時は人工呼吸器設定をF_IO_2 1.0まで一時的に上げて対応し、血液ガスデータを見ながら医師の指示にてF_IO_2の減量を行います。

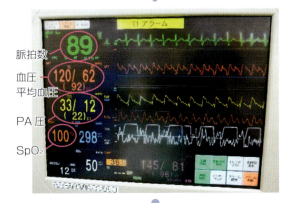

脈拍数
血圧
平均血圧
PA圧
SpO_2

スワン・ガンツカテーテルにより、肺動脈から採血を行い、混合静脈血酸素飽和度（$S\bar{v}O_2$）を測定することで、自己肺での酸素化能、心拍出量、貧血の状態、全身の酸素消費量といった酸素需給バランスを捉えることができるため、動脈血液ガスとともに測定します。

> **ナースの動きかた**
>
> 混合静脈血酸素飽和度が60%を下回るようであれば、酸素化能の低下、心拍出量の低下が考えられるため医師に報告し対応します。

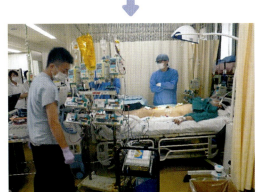

> **ナースの動きかた**
>
> PCPSの回路が遮断されことで、循環動態の急激な悪化や、呼吸状態の悪化が認められた際は、ただちにPCPSを再導入することも予測されるため、看護師は医師、臨床工学技士への報告を適宜行います。

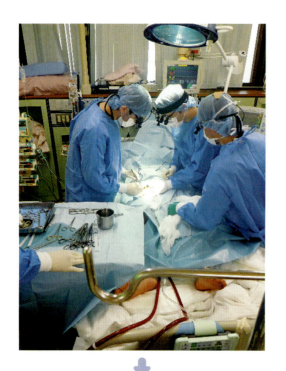

循環動態・呼吸状態の悪化が見られない場合は、医師がカニューラの抜去を行います。

ナースの動きかた
創部、血管の状態により特殊な物品が必要となることがあるため、看護師は不足の事態に対応できるよう人員を確保しておく必要があります。

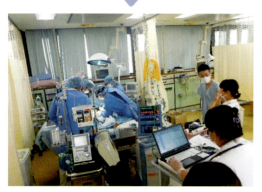

カニューラの抜去に続いて、創部の縫合が行われます。

ナースの動きかた
継続的に呼吸状態・循環動態の観察を行い、医師に適宜報告し、対応します。

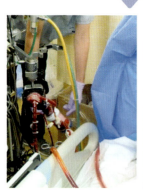
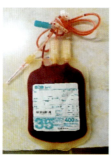

送脱血カニューラから回路が切り離されれば、臨床工学技士が回路内の血液を自己血パック内に回収します。使用する回路によって異なりますが、回路内の血液量は約600mL前後となります。

ナースの動きかた
回収された自己血は、医師の指示に従い、輸血の要領で返血を行います。PCPS離脱後であり、負荷が増大している状態のため、注意深く観察を行いながら返血を行います。

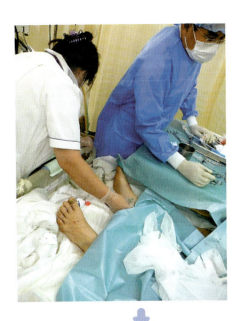

送脱血カニューラを抜去し、血管縫合が行われた後、下肢末梢循環の確認を行います。

ナースの動きかた

ドプラ血流計で足背動脈・後脛骨動脈の血流確認を行い、医師に報告します。血流が確認されない場合は、新たな治療処置が必要となるため、不測の事態に備え、やはり人員を確保しておく必要があります。

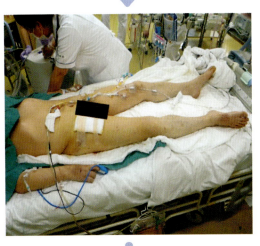

すべての処置が終われば、バイタルサイン測定、呼吸状態・循環動態の確認を行います。

ナースの動きかた

創部のガーゼ保護、挿入されているライン類のドレーピングを行い、ただちに家族の面会が行えるよう患者さんの衣類を整え、ベッドサイド周辺の後片付けを行います。
PCPSを外科的に抜去した際は、下肢の安静は必要としません。

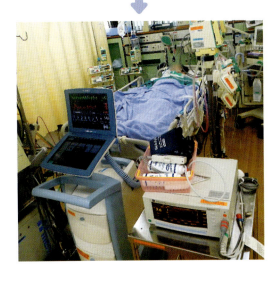

家族面会時、医師から家族に対してインフォームドコンセントが行われます。

ナースの動きかた

インフォームドコンセントが十分に行えるよう場所を確保し、現在の状態や予後に対する家族の不安に対し、適切な介入が行われるよう、看護師も可能な限り同席します。

まとめ

PCPS離脱によって、右心房からの脱血が完全になくなり、左心への前負荷が増大し、そして完全に自己肺でのガス交換へと移行するため、身体への負荷が増大します。このように、PCPS離脱によってさまざまな呼吸状態・循環動態への影響が予測されるため、厳密にモニタリングを行い、悪化を予測した周到な準備が必要となります。

PCPSからの離脱を図ることができ、その後順調な経過がたどれるよう、全身のフィジカルアセスメントに基づいた自己の判断を、常日頃から医師、臨床工学技士などの他のスタッフと共有し、活発に意見交換を行うことで、予測に基づいた対応が可能になると考えます。

引用・参考文献

1）山名比呂美編著. "経皮的補助循環装置（PCPS）". はじめての補助循環：カラービジュアルで見てわかる！ナースのためのIABP・PCPS入門書. 大阪, メディカ出版, 2013, 72-108.
2）正井崇史. "PCPSの原理と効果とは？". Dr.正井のなぜなに？がガツンとわかる補助循環. 大阪, メディカ出版, 2015, 118-213.（メディカのセミナー濃縮ライブシリーズ）
3）関口敦ほか編. "PCPS". IABP・PCPS・ペースメーカ・ICD看護マスターブック：ノートラブルで進める！. HEART nursing 2012年秋季増刊. 四津良平監. 大阪, メディカ出版, 2012, 74-140.
4）剱持雄二. "経皮的心肺補助（PCPS）". ICUケアメソッド：クリティカルケア領域の治療と看護. 道又元裕編. 東京, 学研メディカル秀潤社, 2014, 18-31.

memo

第2章 PCPS

7 PCPSの合併症

兵庫県立姫路循環器病センター救命救急センターCMCU-Ⅱ
集中ケア認定看護師
岸本 博 きしもとひろし

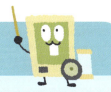

さくっと理解！

PCPSは経皮的に血液を一度体外へ出し、回路を通って遠心ポンプ・人工肺などの異物と血液が接触することから、血液凝固を防止するためヘパリンによる抗凝固療法を行わなければなりません。PCPSでは経皮的に送脱血カニューラの挿入や留置が行われるため、カニューラ刺入部からの出血が最も多いといわれています[1]。また、大腿動脈から逆行性に送血が行われるため、挿入部より末梢での下肢虚血も多いといわれています[1]。

ほかに、PCPS特有の合併症として、回路内に生じた血栓が血流に乗って運ばれ、主要臓器の血管を閉塞してしまう血栓塞栓症や、人工肺との接触によって起こる全身に及ぶ炎症反応による臓器障害、遠心ポンプとの接触や脱血時の陰圧によって起こる溶血など、生命の危機に直結するさまざまなものがあります。

当然ではありますが、PCPSが必要な患者さんは重症であり、褥瘡形成、肺合併症、感染などの合併症については十分に全身観察を行い、フィジカルアセスメントに基づいたケアによって防止に努めていかなければなりません。

1 出血

PCPS装着患者さんには、回路内での血液凝固を防ぐために、主にヘパリンの持続投与が行われ、ACT（活性凝固時間）は150～200秒程度に維持されます。また、血液とPCPS回路や人工肺との接触反応により、凝固因子や血小板が減少することで出血傾向が助長されます**（図1）**。

送脱血カニューラから多く出血している際は、ただちに医師に報告し、開創による止血**（図2）**を行うことも必要です。

血液ガスデータを適宜確認したり、継続的にHb値を見ることができる機器であれば、Hb値が低下していないかを観察します。貧血によりHbが7.0以下になると、末梢への酸素運搬量が低下し、末梢酸素代謝障害を引き起こすため、輸血による対応が必要となります。輸血を繰り返すことによって、免疫反応が賦活化し、多臓器障害を引き起こす危険性もあるため、止血は重要となります。カニ

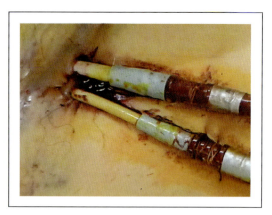

図1 ● PCPSカニューラ刺入部からの出血

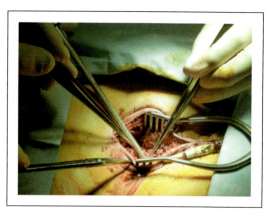

図2 ● 開創による止血

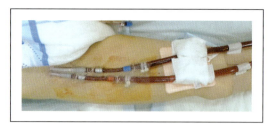

図3 ● PCPSカニューラ刺入部・カニューラ固定の様子

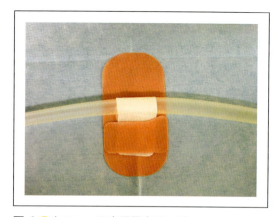

図4 ● カニューラ専用固定テープ
固定テープの粘着面をカニューラ全周囲にわたって巻き付けることで、広い面積でカニューラを固定することができ、確実な固定を行うことが可能となる。

ューラ刺入部からの出血がない場合でも、Hbの低下が見られれば、挿入手技などによる血管損傷の可能性が考えられます。後腹膜に多量に出血が及ぶこともありますので、ただちに医師に報告し、開創による止血を行うなどの対応が必要となります。

　送脱血カニューラ刺入部は、出血が持続していない場合は透明フィルムドレッシング材を使用し、常に挿入部が観察できるようにしておく必要があります **(図3)**。また、送脱血カニューラそれぞれ3カ所以上でナート固定を行い、刺入部に過度な張力がかからないよう専用の固定テープを使用し対応します **(図4)**。

　出血傾向は刺入部のみならず、全身に起こっており、消化管出血、肺出血、脳出血などを引き起こす危険性が考えられるため、常に全身状態の観察とフィジカルアセスメントに基づいた判断が重要となります。

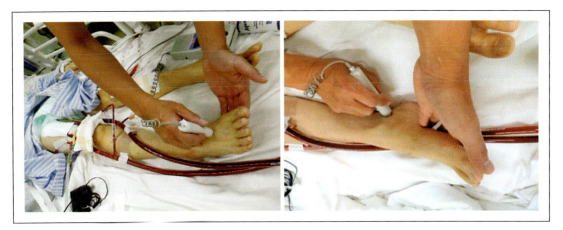

図5 ● ドプラ血流計による足背動脈（左写真）・後脛骨動脈（右写真）の血流音の確認

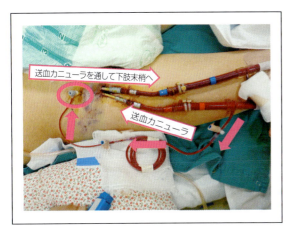

図6 ● 送血カニューラの末梢部の灌流確保

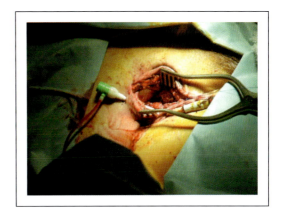

図7 ● 開創による送血カニューラの末梢部の灌流確保

2 下肢阻血

　PCPS送血カニューラは大腿動脈から頭側へと挿入され、送血が行われます。したがって、大腿動脈より下肢側である末梢の循環が低下する可能性が考えられるため、必ずドプラ血流計で足背動脈・後脛骨動脈の血流音を確認します**（図5）**。観察者の手で拍動を確認することもできますが、自分の指の先の脈を拍動として感知してしまうことがあるため、必ずドプラ血流計を用いて行います。

　どちらか一方の血流音が確認されれば、下肢血流は維持されていると考えられますが、どちらも確認できない場合は、必ず下肢の壊死を起こしてしまうため、ただちに医師に報告します。

　ドプラ血流計で足背動脈・後脛骨動脈の血流音が確認できない場合は、送血カニューラの末梢部の灌流を確保するため、下肢側に向けて4〜5Fr.のシースを挿入し、送血カニューラの分岐部と接続します**（図6）**が、開創によって行われることもあります**（図7）**。送血側の末梢血流低下はほとんどの症例で起こりえますので、あらかじめPCPS導入時に送血カニューラの末梢部灌流を行うことが多

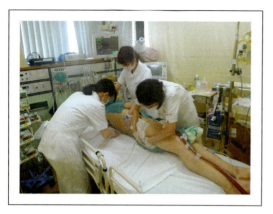
図8 ●必ず2名以上で体位変換を行う

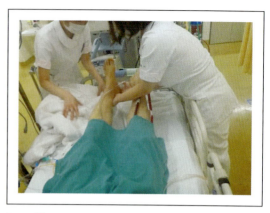
図9 ●低反発性のクッションを用いた除圧

くあります。

3 褥瘡

　PCPSが挿入されている患者さんは、当然、鎮静薬持続投与下にあり、自ら動くことができません。また、全身の循環動態が不安定なため、末梢循環障害を引き起こす危険性が高い状態であるといえます。長時間にわたる同一体位により、皮膚局所に圧迫が加わることで褥瘡を形成する危険性が高いといえます。

　また、PCPSは一度血液を体外に出し、遠心ポンプ・人工肺などの異物に接触し酸素化された血液を体内に戻すため、免疫反応の賦活化によって全身の炎症反応が引き起こされます。それによって白血球からサイトカインという情報伝達物質が多量に放出され、そのサイトカインによって血管透過性の亢進が引き起こされます。血管透過性の亢進によって、血管内の水分が血管外つまり、細胞間質に漏れ出てしまうことで浮腫が生じます。浮腫が引き起こされることでさらに皮膚が脆弱となるため、さらなる褥瘡形成の危険性を高めます。

　また、出血傾向による貧血があったり、循環動態が不安定なため経腸栄養での栄養摂取が困難な状況が多く、経静脈的栄養による栄養補給が中心となることから、末梢組織への酸素運搬能低下、低栄養状態となるため、あらゆる手立てを駆使して褥瘡予防を行っていかなければなりません。

　PCPS挿入患者さんは長期にわたるベッド上安静が予測されるため、あらかじめ必ずエアマットを使用するようにします。皮膚が脆弱化しており、少しの擦れによって皮膚の損傷をきたす危険性が考えられるため、必ず2名以上で、最低でも2時間ごとに体位変換を実施します**（図8）**。褥瘡の好発部位である仙骨部や踵部などは、低反発性のクッションを用いて除圧を行います**（図9）**。また、圧迫部位のみならず、ラインや衣服のしわによる圧迫にも注意をしなければなりません。

　呼吸療法を目的とした体位変換などのように、90°側臥位や前傾側臥位などを行う際は、カニューラによる血管損傷が起こらないよう、スタッフを確保した上で、カニューラ刺入部にテンションがかからず、ラインの屈曲や圧迫が起こらないよう注意しながら行う必要があります**（図10）**。体位変

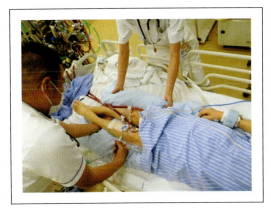

図10 ●看護師2名による体位の調整・ラインの管理

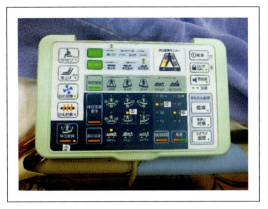

図11 ●自動で体位変換と同様の除圧を行うエアマット

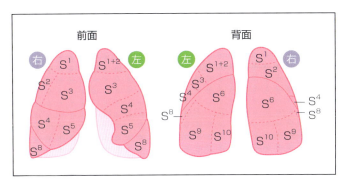

図12 ●肺区域

換による脱血不良によって回路が振動（チャタリング）する現象が見られたら、ただちに体位を戻し、血液流量を確認しながら再度体位を調整します。

自動的に体位変換と同様の除圧を行ってくれるエアマットがあれば、活用します**（図11）**。

4 肺合併症

　PCPS挿入患者さんは長時間にわたり、臥床安静で過ごすことになります。臥床安静による重力の影響で、腹部臓器の重さが背中側の肺**（図12）**を圧迫し、肺胞が十分に拡張できなくなります。また、重力の影響により痰などの分泌物が背中側に貯留し、気管支を閉塞することで肺胞の空気の出入りがなくなる無気肺を生じてしまいます。そうなると自己肺での換気能力が低下し、いくら心機能が改善しても、PCPSから離脱することができなくなってしまいます。ある程度心機能が戻ってきた場合、ミキシングゾーン（mixing zone）という、自己心拍による血液とPCPSの流出による血液のぶつかる部位が下方へと移行し、自己肺でガス交換された血液が、広く上半身の血管に分布するようになります。また、低栄養によって胸水が貯留したり、免疫力の低下によって肺炎を併発する危険性も

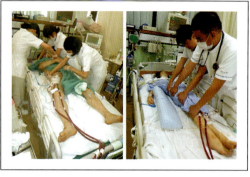

図13●体位ドレナージ

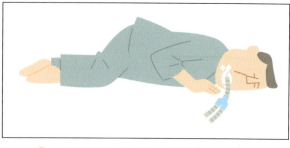

図14●45°前傾側臥位（135°側臥位）

高い状態であるため、PCPSからの離脱を図る上でも肺合併症の予防は重要であると考えます。

　IABPも併用されている場合、呼吸音の聴診は難しいですが、聴診によって換気の悪い部位や、胸部X線、胸部CTによって無気肺を認めた場合は、無気肺がある部位ができるだけ高い位置になるように、体位ドレナージを実施します**（図13）**。体位ドレナージは褥瘡予防の体位変換とは異なり、90°から体を前方に45°傾けた前傾側臥位**（図14）**をとることが多く、基底面積が小さくなるため、皮膚の圧迫による褥瘡形成に注意する必要があります。

　右上肢からの血液ガスデータ上、P/F値（PaO_2/F_iO_2）が100未満と、ガス交換能が著しく低下している場合は、一時的に腹臥位にすることも考慮されます。『ARDS診療ガイドライン2016』では、重度低酸素症においては腹臥位を考慮することが推奨されています[2]。体位ドレナージにおいては、体位による局所の圧迫が強く皮膚トラブルを引き起こすことや、脱血不良などのトラブルを引き起こす危険性が高いため、継続的に皮膚の圧迫部位の観察を行い、PCPS血液流量を常時観察しながら行う必要があります。

　体位ドレナージは危険を伴うケアであるため、必ず2名以上で行う必要があります。

5 感染

　PCPS装着患者さんは、血液が人工肺などの異物との接触によって全身性の炎症反応を引き起こします。炎症反応とは病気から身を守る反応であり、全身の免疫力が高い状態にあると考えられます。ですが、同時に局所においては新たな感染に弱い状態をつくり出してしまいます。

　PCPS装着患者さんは、送脱血カニューラをはじめ、IABP、スワン・ガンツカテーテル、挿管チューブ、中心静脈カテーテル、バルーンカテーテルなどの多種のチューブが挿入されている状態であり**（図15）**、チューブ挿入部からの感染や逆行性感染など感染のリスクが非常に高い状態であると考えられます。常に炎症反応や栄養状態などの採血データをチェックし、チューブ挿入部の状態を常に観察し、清潔が保持できるように努めなければなりません。浸出液が多くない場合は、挿入部の状態を常に観察できるよう、透明フィルムドレッシング材により固定を行い、また、ガーゼ保護を行う際も、便などによる汚染を回避するために、ガーゼの上から防水性のフィルムドレッシング材を貼っ

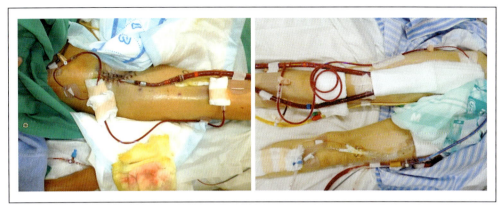

図15 ● 多種のチューブが挿入されたPCPS装着患者さん

て対応します。
　肺合併症予防の観点からも、口腔内の清潔も特に重要であり、口腔内を傷つけないよう軟らかい素材の歯ブラシを用いて、必ず1回／日以上は口腔内・歯のブラッシングを行い、菌で形成された膜であるバイオフィルムの除去に努めなければなりません。

6 溶血

　PCPS装着患者さんは、遠心ポンプによる血液の脱血により、赤血球が損傷し、溶血を起こすことがあります。赤血球が壊れて溶血が起こると、赤血球の中から赤色のヘモグロビンが血漿中に流出します。この溶血によって、血漿中に流出したヘモグロビンは腎臓の糸球体を通過し、赤色のヘモグロビン尿症として観察されます**（図16）**。糸球体を通過したヘモグロビンは、尿細管で再吸収される際に尿細管を閉塞させてしまう特性があるため、放っておくと急性腎不全を引き起こしてしまいます。

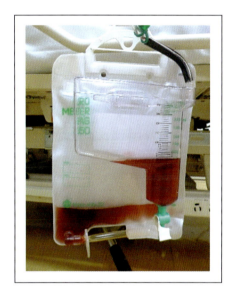

図16 ● ヘモグロビン尿症

　ヘモグロビン尿症が見られた際は、ただちに医師に報告します。指示によってハプトグロビンという、溶血によって遊離したヘモグロビンと迅速に結合し、肝臓で代謝し、腎機能障害を抑制する薬剤が投与されます。また、遠心ポンプによる過度な陰圧を生み出している原因を検索し、循環血液量不足によるものであればアルブミン製剤や輸血の投与、回路自体に問題があれば交換も考慮されます。

まとめ

　PCPS 装着中の患者さんは、重症であることに加え、抗凝固療法、送脱血カニューラの留置、逆行性送血、血液の異物との接触などによって、さまざまな弊害が引き起こされます。

　常に全身の観察を細部にわたって行い、異常の早期発見に努め、PCPS 装着患者さんの特性を理解した上でのフィジカルアセスメントに基づいたケアが重要となります。

　PCPS は生命を維持する上で強力な補助循環を行うことができますが、同時に非常に侵襲の大きな生命維持装置であるといえます。侵襲が大きいため、長期になればなるほど合併症が問題となり、生命の危機へとつながっていきます。

　常に多職種間での連携・情報共有を行い、可能な限り早期に PCPS からの離脱が図れるよう、チーム一丸となって患者さんと向き合っていくことが重要と考えます。

引用・参考文献

1) 正井崇史. "PCPS の原理と効果とは？". Dr.正井のなぜなに？がガツンとわかる補助循環. 大阪, メディカ出版, 2015, 118-213. （メディカのセミナー濃縮ライブシリーズ）
2) 一般社団法人日本呼吸器学会ほか編. "呼吸理学療法". ARDS 診療ガイドライン 2016. 東京, 総合医学社, 2017, 93-4.
3) 山名比呂美編著. "経皮的補助循環装置（PCPS）". はじめての補助循環：カラービジュアルで見てわかる！ナースのための IABP・PCPS 入門書. 大阪, メディカ出版, 2013, 72-108.
4) 関口敦ほか編. "PCPS". IABP・PCPS・ペースメーカ・ICD 看護マスターブック：ノートラブルで進める！. HEART nursing 2012 年秋季増刊. 四津良平監. 大阪, メディカ出版, 2012, 74-140.
5) 剱持雄二. "経皮的心肺補助（PCPS）". ICU ケアメソッド：クリティカルケア領域の治療と看護. 道又元裕編. 東京, 学研メディカル秀潤社, 2014, 18-31.
6) 清水敬樹. "PCPS（経皮的心肺補助法）". ICU 実践ハンドブック：病態ごとの治療・管理の進め方. 東京, 羊土社, 2009, 220-2.
7) 尾野敏明編著. "炎症反応とは". ICU ナースの生体侵襲ノート. 道又元裕監. 愛知, 日総研出版, 2015, 52-76.
8) 道又元裕編著. "過大侵襲を受けた患者の生体反応の基本的理解". 重症患者の全身管理：生体侵襲から病態と看護ケアが見える. 愛知, 日総研出版, 2011, 6-34. （重症集中ケアシリーズ, 1）
9) 斎藤俊輔. PCPS 研究会アンケート集計結果. 日本経皮的心肺補助研究会. http://www2.convention.co.jp/pcps/pdf/enquete.pdf （2017 年 7 月閲覧）
10) 関口敦編. 特集：イザッ！の場面もあわてない IABP・PCPS ケアをたすける極意 20. HEART nursing. 29 (1), 2016, 28-45.
11) 荒木康幸編. 特集：アイくん＆ピーくん＆循子とまなぼう！IABP・PCPS のトラブル解決ガイド 10. HEART nursing. 29 (11), 2016, 1068-79.

第2章 PCPS

8 PCPS 機器のトラブル Q&A

兵庫県立姫路循環器病センターME 管理室
課長補佐
大上哲也 おおうえてつや

Q.1 電源が落ちた場合は、どうしたらいいですか？

A.1 電源ケーブルの接続を確認して、抜けている場合は至急、常用電源に接続します。
復旧しない場合は、速やかに手動モーターを使用して循環を維持してください。

主な原因として、以下の要因が考えられます。
- 電源ケーブルの接続不良
- 電源ボタンの誤操作
- 本体の故障

電源ケーブルが抜けてしまった場合、バッテリの性能が劣化していたり、移動などで充電が消耗していたりすると、電源が落ちることがあります。また、設備（壁）側だけでなく、PCPS 装置本体側の電源ケーブルが抜けている場合もあるので注意が必要です（**図1**）。

完全に抜けてしまっていなくても、接続が緩んでバッテリ駆動になっていたり、充電できていなかったりする場合があるので、バッテリ消耗表示（**図2**）でバッテリー残量を定期的に確認してください。

まれではありますが、電源スイッチを誤って切ってしまうことがあるので、電源ボタンの場所を確認しておいてください。

電源が復旧しない場合は、速やかに手動モーター（**図3**）を使用して循環を維持し、PCPS 装置本体を交換してください。

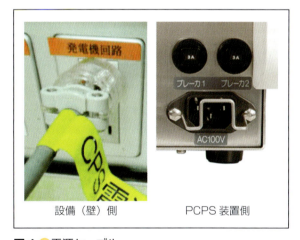

図1 ● 電源ケーブル

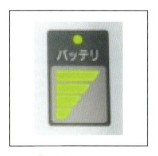

図2 ● バッテリ消耗表示

特に移動時に起こりやすいトラブルなので、移動を行った際は、本体の固定・電源ケーブルが接続されているか、装置側・設備側ともに確認してください。

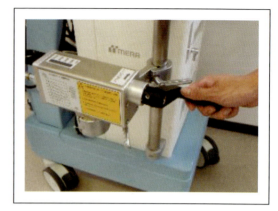

図3 ●手動モーター

Q.2 遠心ポンプから異音が聞こえる場合は、どうしたらいいですか？

A.2 遠心ポンプの寿命のため、早急に交換が必要です。

主な要因として、以下のことが考えられます。
- シャフトの軸ずれ
- 血栓などの異物の付着

遠心ポンプが停止したり、正常に作動しなくなるため、交換が必要です。

Q.3 回路内に気泡があるのですが、どうしたらいいですか？

A.3 送血側の回路をクランプしてください。回路の損傷や、回路へ接続されているルート類からのエアの混入、脱血カニューラの抜去が考えられます。

主な要因として、以下のことが考えられます。
- 血液回路の損傷

- ルート類からのエアの混入
- 脱血カニューラの抜去

処置を行った場合に、穿刺針や縫合針などで回路を損傷したり、ルートにある三方活栓の方向が変わる・プライミングラインを使用して補液を行うなどした場合に、エアが混入する場合があります。また、患者さんの移動や装置の転倒で脱血カニューラが抜去される可能性があります。

遠心ポンプの特性上、大量の空気を送り込む危険性は低く、人工肺で除去される場合もありますが、発見した場合は、送血側をクランプして原因を除去し、対処してください。

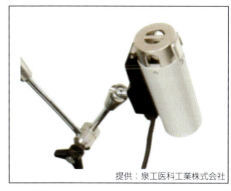

提供：泉工医科工業株式会社

図4 ●オートクランパー

PCPSの回路交換、脱血カニューラの再挿入を行うこともあります。三方活栓の方向が変わらないようにテープ固定を行ったり、保護栓を確実に取り付けてください。

プライミングラインからの補液が必要な場合は、細心の注意が必要です。装置周辺にチューブ鉗子を常備し、オートクランパー（図4）を設置するなど、即座に回路をクランプして、気泡を送り込まないようにできる準備が必要です。

Q.4 Low Flow警報・各種圧力警報が発生したら、どう対処すればいいですか？

A.4
前後負荷の増減で流量が確保できないということです。さまざまな原因が考えられるため、原因に合った対処が必要です。
遠心ポンプの特性上、前後負荷が変化した場合は空回りするため、ポンプの回転数と送血量は一致しません。

主な要因として、以下のことが考えられます。
- 前負荷の減少、圧力アラーム下限
  - 循環血液量の不足
  - 脱血側回路の屈曲・閉塞
  - 脱血カニューラの先端位置のずれ
- 後負荷の増加、圧力アラームの上限
  - 送血側回路の屈曲・閉塞
  - 送血カニューラの先端位置のずれ

- 人工肺の閉塞
- 自己血圧の上昇
- 血液の性状変化

1. 下限圧力アラームが発生した場合

下限圧力アラームが発生した場合は、前負荷の減少が考えられるため、送脱血カニューラの挿入部位と脱血側回路を確認し、屈曲や患者さんの下敷きになることなどによる閉塞が起こっていないかや、カニューラ位置のずれがないかを確認してください。原因を除去し、カニューラの位置がずれてきている場合は、再挿入を検討してください。

循環血液量が減少してくると、徴候として脱血側の回路が小刻みに振動したり、血液回路が楕円形に変形してきたりします。遠心ポンプの特性上、溶血や血管の損傷は起こりにくいですが、遠心ポンプの回転数を下げ、補液を検討してください。

2. 上限圧力アラームが発生した場合

上限圧力アラームが発生した場合は、後負荷の増加が考えられるため、送血カニューラの挿入部位と送血側回路を確認し、屈曲や患者さんの下敷きになることなどによる閉塞が起こっていないかや、カニューラ位置のずれがないかを確認してください。原因を除去し、カニューラの位置がずれてきている場合は、再挿入を検討してください。

3. 必要な循環量が確保できていない・酸素化が不十分な場合

人工肺の血栓が増加していないかを確認し、必要な循環量が確保できていない場合や酸素化が不十分な場合は、PCPS回路を交換してください。

4. 自己血圧が上昇している場合

自己血圧が上昇している場合は、血圧や酸素化の状態を十分観察しながら回転数を調整し、アラーム値を再設定してください。

5. 血液の粘性が上昇している場合

ヘマトクリット値の増加など血液の粘性が上昇している場合は、補液や利尿薬の減量など、薬剤について検討してください。

Q.5 人工肺から液体や泡が漏れてくるのはなぜですか？

A.5 人工肺の性能劣化が原因です。

主な要因として、以下のことが考えられます。
- ウエットラング
- 血漿リーク

1. ウエットラング
ウエットラングは、ガス流路内の結露によって発生します。定期的なガスフラッシュによって、ガス流路内の結露水を飛ばすことで防ぐことができます。1時間ごとに1分間、10L/min程度の酸素ガスを吹送するなど、自施設で取り決めをして行ってください。

2. 血漿リーク
血漿リークは、人工肺のガス交換膜に血漿が浸透することで発生し、薄黄色の液体や泡が漏れてきます**（図5）**。

ガス交換能が低下している場合は、交換が必要です。PCPSの早期離脱が可能で、PaO_2値が極端に低下せずガス交換能が低下していない場合は継続使用が可能ですが、長期補助の可能性がある場合は、継続使用するか交換するかを検討してください。

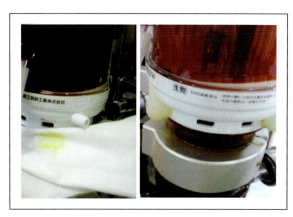

図5 血漿リーク

Q.6 血液の色が静脈血様になるのはなぜですか？

A.6 人工肺で、酸素化（ガス交換）ができていないからです。

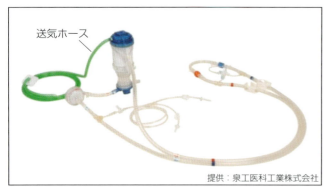
図6 ●送気ホース
提供：泉工医科工業株式会社

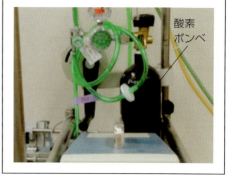
図7 ●酸素ボンベ

主な要因として、以下のことが考えられます。
● 人工肺の性能低下
● 酸素が供給されていない

　人工肺から液体や泡が漏れていないか確認し、ウエットラング・血漿リークの場合は、それに合わせた対処を行ってください。

　壁側アウトレットに、酸素・エア配管が接続されているか確認してください。また、人工肺に送気ホース**（図6）**が接続されているかチェックしてください。移動時など、酸素供給源を変更した場合は、必ず接続を確認してください。

　施設の酸素源の不具合時に備えて、酸素ボンベを常備しておいてください**（図7）**。

memo

第2章 PCPS

9 PCPS装着患者さんのトラブルQ&A

兵庫県立姫路循環器病センター救命救急センターCMCU-Ⅱ
集中ケア認定看護師
岸本 博 きしもとひろし

Q.1 なぜ送血側の下肢だけに阻血が起こるのですか？

A.1 原因として、大腿動脈に挿入された送血カニューラにより、それより末梢側の血流が障害されていることが考えられます。送血カニューラからは、全身に行きわたる血流を確保するため、大腿動脈に近い太さのカニューラが頭側に向けて挿入されるため、それより末梢側の血管を閉塞してしまい虚血を引き起こします。

1. 送血側の下肢に阻血が起こる原因

　PCPSは右心房から大腿静脈経由で脱血を行い、遠心ポンプを用いて血流をつくり出し、その血液を人工肺で酸素化した上で大腿動脈から頭側に向けて送血を行います。施設によって異なりますが、成人では脱血カニューラは19～21Fr.（6.3～7.0mm）を使用し、送血カニューラは15～19Fr.（5.0～6.3mm）が主に使用されます。体格によって大きく異なりますが、約7～10mmの太さの大腿動脈に対して、5.0～6.3mmの太さの送血カニューラが挿入されることになります。

　図1のように、足側から頭側に向けて送血カニューラが挿入され送血が行われるため、それより足側は、わずかな隙間を通って流れる血液によって灌流されることになります。動脈硬化や血管壁の肥厚などによって、大腿動脈の内腔が狭くなっている場合は、足側の血流低下による虚血や、まった

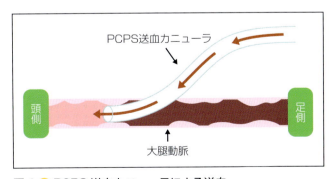

図1 PCPS送血カニューラによる送血

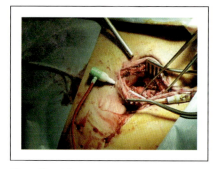 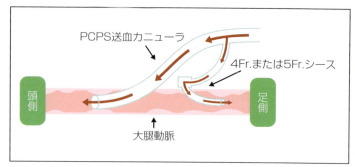

図2 ● 開創による末梢側へのシース挿入　図3 ● シース挿入

く血液が流れなくなってしまう阻血という事態を引き起こしてしまいます。

　虚血や阻血を放っておくと下肢が壊死に陥り、下肢を切断しないと救命できない事態にまで発展する危険性があります。また、長時間の虚血によって代謝障害を起こした筋肉や組織から、高ミオグロビン血やアシドーシスになった血液が全身に巡り、急性腎不全や心停止を起こす危険性も出てきます。

2．看護のポイント

　ラウンドの際は、必ず両下肢の色調、温度、足背動脈・後脛骨動脈の触知による観察を行います。動脈の触知については、測定者の指先の脈（指尖容積脈波）を患者さんの拍動と間違えることがあるため、必ずドプラ血流計で足背動脈・後脛骨動脈の拍動・血流を観察する必要があります。末梢冷感が強く、血流音しか確認できない場合は、保温を行うことで末梢血管の拡張を促し、血流の改善を図る必要があります。この際、足背動脈・後脛骨動脈のどちらかで拍動や血流音が確認できれば問題ありませんが、どちらも確認できない場合、ただちに医師に報告し対応する必要があります。

　ただちに送血カニューラ刺入部から末梢側へ向けてシースが挿入され、PCPS送血カニューラと連結することで下肢の血流を改善させることができます。**図2**は開創にて末梢側へのシースを挿入しているところですが、ガイドワイヤーを用いて経皮的に行うこともあります。

　図2の写真でも確認できますが、シースは4〜5Fr.といった非常に細いものを使用します**（図3）**。細いため少ししか血液は流れませんが、PCPSを使用している間は、鎮静薬を使用しており、下肢の動きもなく酸素需要量も少ないため、少量の血流であっても十分に下肢を守ることができるのです。

Q.2 PCPS回路・流量は問題ないのに、なぜ右手からの血液ガスの値が悪くなるのですか？

A.2 PCPSは、酸素化された血液を大腿動脈へと返血し、全身へ酸素化された血液を供給する装置です。大腿動脈から一番遠く離れた血管が右手の血管であり、自己心拍の回復とともにPCPSの血流が行きにくくなる場所でもあります。そこでの血液ガスの値は、自己肺でガス交換され、自己心拍によって送り出された血液の値となるからです。

PCPSによって酸素化された血液は送血カニューラを通って、大腿動脈から心臓に向かって逆行性に血液が送られることになるため、自己の心臓が動いていないと、心臓から一番最初に分岐する腕頭動脈への血液も、PCPSから供給されたものとなります。自己心が回復し、ある程度心拍出量が得られるようになると、右心房から右心室、自己肺を通ってガス交換が行われ、自己肺によって酸素化された血液が左心房、左心室を経て大動脈から駆出されるようになります**（図4）**。

図5に示しているように、自己心から拍出された血液とPCPSから送り出された血液がぶつかる部分を「ミキシングゾーン（mixing zone）」といいます。解剖学的には自己心から拍出された血液がまず流れ込むのは左右の冠動脈となりますが、そこでの血液を採取することはできません。そこで、

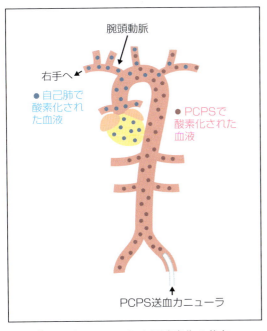

図4 ● 自己肺・PCPSによる酸素化の分布

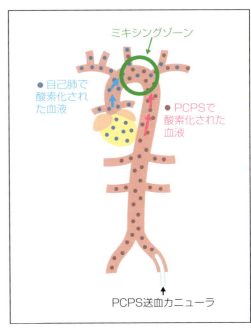

図5 ● ミキシングゾーン

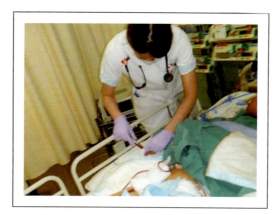

図6 ●右上肢のAラインによる採血

　自己心から拍出された血液を最も早期に捉えることができる部分は、右の腕頭動脈から分岐した右上肢の動脈となります。こういった理由から、ほとんどのケースで右上肢にAラインが留置されます。ある程度、自己心拍が得られるようになると、自己肺で酸素化された血液が右上肢に流れるようになるため、右上肢で血液ガスを測定することで自己肺の状況を知ることができます。

　また、PCPS回路から酸素化された血液の血液ガス分析値と、右上肢の血液ガス分析値を比較することで、自己の心拍出量を推定することが可能となります**(図6)**。ミキシングゾーンですが、一般的にはPCPSの送血量に対して自己心拍出量が10％であれば近位弓部、25％で遠位弓部、50％で腹部動脈分岐部付近であるといわれています[1]。

　自己の心拍出量が得られるようになると、自己肺を通った血液が腕頭動脈、左総頚動脈、左鎖骨下動脈と順に流れるようになります。腕頭動脈、左総頚動脈はどちらも脳へと血液を供給する血管であるため、自己の心拍出量がある程度得られるようになると、ほぼすべて自己肺で酸素化された血液が脳に流れることになります。右上肢へ流れる血液は、その過程で右総頚動脈へ流れる血管と分岐しているため、右上肢で測定された血液ガスの値は、脳へ流れる血液ガスの値を示していると考えられますので、自己心拍の回復とともに、自己肺での酸素化が十分に行われるよう、適切な人工呼吸器設定を行うことが重要となります。

Q.3 なぜ浮腫が起こるのですか？

A.3 PCPS は膜型人工肺を使用し酸素化を行いますが、この人工肺と血液が接触することによって、炎症と同じ反応が生じます。炎症が全身に波及することで、血管の透過性が亢進し、全身の浮腫が引き起こされます。

1. 浮腫の原因

　PCPS は膜型人工肺を使用し酸素化を行いますが、ガス交換能を高めるため中空糸構造となっており、非常に表面積が広くなっていることから、当然血液とも多く接触することになります。また、遠心ポンプ、回路本体など血液にとっては異物と多く接することとなり、白血球による各種免疫反応によって炎症反応が引き起こされます。PCPS を長期にわたって使用すればするほど、炎症反応が全身に及び、炎症性サイトカインという炎症を引き起こす糖タンパク液性因子が全身に波及し、全身性炎症反応症候群（systemic inflammatory response syndrome：SIRS）といった状況を引き起こします。

　このサイトカインが多量に分泌されることによって、白血球や周辺組織、血管内皮細胞などから一酸化窒素、プロスタグランジン、セロトニン、ヒスタミン、ブラジキニンなどといったケミカルメディエーター（血管作動性物質）が血液中に遊離します。これらのケミカルメディエーターによって血管が拡張し、末梢血流が減少するため臓器不全を引き起こすといわれています。

　また、このケミカルメディエーターによって、毛細血管の透過性が亢進し、血管の外側である細胞間質（サードスペース）といわれる場所に血球以外の水分や、時にはタンパク質が流出し、浮腫を引き起こします **(図7)**。血管透過性が亢進する理由は本来、白血球が血管外に出て、障害された細胞や組織を修復するためですが、PCPS の長期使用によって全身に炎症が波及し、多量に放出されたサイトカインによって全身性に強い浮腫を引き起こします。

2. 看護のポイント

　PCPS が長期に及ぶと、血管透過性の亢進によって血管内の水分が細胞間質に流出し、非機能的細胞外液として取られてしまうため、血管内の脱水を引き起こしてしまいます。そうなると脱血不良をきたすため、多量の輸液、アルブミン製剤や輸血の投与を行い対応することになります。血管透過性の亢進は持続しているため、さらに血管外

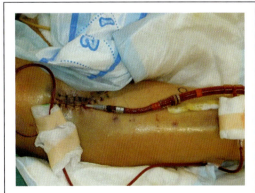

図7 ● 下腿の浮腫

へと水分が流出し、さらなる浮腫が助長されます。こういった状況では IN/OUT バランス（水分出納）とともに定期的に体重測定を行い、浮腫の状況を客観的に把握しなければなりません。

　また、このような状況では、炎症を抑え、浮腫を低減するためにステロイドの投与が行われる場合がありますが、ステロイドの投与によってさらなる免疫力の低下、感染を助長してしまう危険性も高まります。PCPS 装着患者さんは重症疾患であり、多種のラインが挿入されており、全身性の炎症によって免疫力の低下している状態であるため、二次感染による致命的な合併症を防ぐことが重要です。

　血管外に出た浮腫液（非機能的細胞外液）は、PCPS から離脱し、炎症が落ち着いてくるとリンパ管を通って再び血管内に戻ってきます。腎臓の機能が問題なければ、血管内に戻ってきた水分はやがて尿として排泄されます。

3．そのほかの原因

　ほかに浮腫の原因として、栄養状態の低下も考えられます。循環動態が不安定であるため、消化管による栄養の吸収は困難な状況が多く、ほとんどのケースで経静脈栄養が行われます。循環動態の低下により肝機能も低下していることが多く、十分なタンパク合成が行われない状態となっています。低栄養状態によって、血液中のアルブミンが低下し、コロイド浸透圧（タンパク質が水を引きつける力）が低下することで血管内から組織間腔へと水分が流出し、浮腫を引き起こします。

Q.4 なぜワインのような血尿が出るのですか？ なぜ放置しておいてはいけないのですか？

A.4 PCPS は、遠心ポンプによる陰圧によって脱血を行います。この脱血がうまくいかないと血液に高い陰圧がかかり、赤血球が壊れて溶血を引き起こし、血球成分であるヘモグロビンが血漿中に出て、赤い血尿となって観察されます。このヘモグロビンは、腎臓の糸球体を通過する際に腎臓を障害してしまうため、ただちに対応しなければなりません。

1．血尿の原因

　PCPS は遠心ポンプによる陰圧によって右心房から脱血を行うため、脱血カニューラからポンプまでは陰圧となります。この圧はカニューラのサイズや右心房の血液の量、血管の大きさ、回路の屈曲、血栓の有無などによって変化します。**図8** のように、PCPS 回路には脱血側、送血側に圧をモニタリングできるセンサーが装着されており、それぞれ脱血圧、送血圧を連続的にモニタリングできるようになっています。

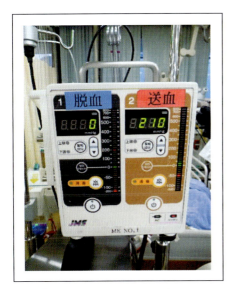

図8 PCPSの脱血圧・送血圧モニタリングの様子

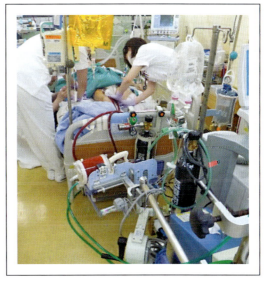

図9 患者さんの状態・カニューラ・PCPS回路の観察

　脱血がうまくいかないことによって、血液には強い陰圧がかかるようになり、特に赤血球は過度の陰圧に弱い性質を持っており、陰圧によって赤血球が壊れてしまい、溶血という状態を引き起こしてしまいます。皆さんの中には、血管が細い患者さんの採血を行う際、過度な陰圧によって採血を行い、溶血を起こした経験をお持ちの方がおられると思います。同様に、過度な陰圧がかかることによって溶血を起こしてしまうのです。赤血球が溶血を起こすことで、赤血球の中のヘモグロビンが血漿中に遊離します。赤血球中のヘモグロビンは分子量が大きく、腎臓の糸球体を通過することはできませんが、溶血によって出てきたヘモグロビンは分子量が小さく、腎臓の糸球体を通過することができ、赤い尿として観察されます。糸球体を通過した尿はすべて尿として排泄されず、尿細管によって再吸収されますが、その際、糸球体を通過したヘモグロビンが尿細管を閉塞させてしまい、腎機能障害を引き起こします。この状態を放置しておくと急性腎不全を引き起こしてしまうため、注意が必要です。

2. 看護のポイント

　陰圧の基準はありませんが、モニタリングによって陰圧が急に強くなったり、脱血不良によって回路が振動する状態となった際は、注意しなければなりません。この陰圧が強くなり、回路が振動している現象を「チャタリング（chattering）」または「チャギング（chugging）」といいます。これに伴いPCPSのフローは減少します。

　フローの減少を観察した場合はまず、患者さんの状態とカニューラの状態を観察します。カニューラや回路に屈曲がないか、患者さんがバッキングや、下肢を動かしたりしていないかをチェックします**（図9）**。回路の屈曲や足の角度を調整しても改善がない場合は、血行動態を確認し、PCPSの流量が高すぎる場合や、右心房・中心静脈の血液が足りない場合は輸血、アルブミン製剤、輸液などでボリューム負荷を行います。

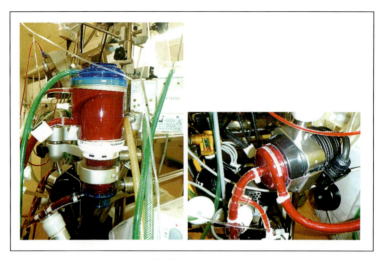

図10 ● 人工肺・遠心ポンプの様子

　右心房・中心静脈の血液の量を前負荷といいますが、スワン・ガンツカテーテルによる中心静脈圧（central venous pressure；CVP）の値を継続的に観察し、CVPが低下傾向にある場合は、早めの対策が必要となります。この事態への対応を行っている間も、チャタリングが治まらない場合は、いったんPCPSの回転数を下げ、チャタリングを一時的に回避するよう努めなければなりません。チャタリングをそのままにしておくと、さらなる溶血の悪化を引き起こしてしまいます。

　溶血によって赤血球内のヘモグロビンが遊離し、腎臓を通過して赤いヘモグロビン尿として観察された場合、指示によりハプトグロビンが投与されることがあります。ハプトグロビンとは、主に肝で産生されるヘモグロビン結合タンパクで、ヘモグロビンが血中に遊離すると、迅速に、極めて強固に結合する性質があります。遊離したヘモグロビンと結合したハプトグロビン・ヘモグロビン複合体は、肝臓に運ばれ処理されるため、腎糸球体からのヘモグロビン喪失を防ぎ、腎機能障害を防ぐことができます。

3. そのほかの原因

　ほかに、溶血の原因として、人工肺などの異物との接触、遠心ポンプによる過剰な遠心力、血栓形成による回路内圧の増加、過剰な輸血なども要因として挙げられます**（図10）**。定期的に回路を観察し、目視によって血栓が観察される場合は、臨床工学技士、医師に報告し対応する必要があります。

引用・参考文献

1) 荒木康幸編. 特集：アイくん & ピーくん & 循子とまなぼう！IABP・PCPS のトラブル解決ガイド 10. HEART nursing. 29（11），2016，1068-79.
2) 山名比呂美編著. "経皮的補助循環装置（PCPS）". はじめての補助循環：カラービジュアルで見てわかる！ナースのための IABP・PCPS 入門書. 大阪，メディカ出版，2013，72-108.
3) 正井崇史. "PCPS の原理と効果とは？". Dr. 正井のなぜなに？がガツンとわかる補助循環. 大阪，メディカ出版，2015，118-213.（メディカのセミナー濃縮ライブシリーズ）
4) 関口敦ほか編 "PCPS". IABP・PCPS・ペースメーカ・ICD 看護マスターブック：ノートラブルで進める！. HEART nursing 2012 年秋季増刊. 四津良平監. 大阪，メディカ出版，2012，74-140.
5) 剱持雄二. "経皮的心肺補助（PCPS）". ICU ケアメソッド：クリティカルケア領域の治療と看護. 道又元裕編. 東京，学研メディカル秀潤社，2014，18-31.
6) 尾野敏明編著. "炎症反応とは". ICU ナースの生体侵襲ノート. 道又元裕監. 愛知，日総研出版，2015，52-76.
7) 道又元裕編著. "過大侵襲を受けた患者の生体反応の基本的理解". 重症患者の全身管理：生体侵襲から病態と看護ケアが見える. 愛知，日総研出版，2011，6-34.（重症集中ケアシリーズ，1）
8) 関口敦編. 特集：イザッ！の場面もあわてない IABP・PCPS ケアをたすける極意 20. HEART nursing. 29（1），2016，28-45.

memo

memo

第3章 VAD

第3章 VAD

1 VADはどんな機器?

国立研究開発法人 国立循環器病研究センター臨床工学部
臨床工学技士 **西岡 宏** にしおかひろし　　同 臨床工学技士長 **林 輝行** はやしてるゆき

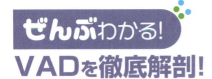

　補助人工心臓装置（以下 VAD）は、内科的・外科的治療で対応できない高度な心筋障害を伴う拡張型心筋症や劇症型心筋炎、虚血性心筋症などの重症心不全に対して、血行動態を維持するために、心臓のポンプ機能を代行する機器です。VAD には、左心系を補助する左心 VAD（以下 LVAD）と右心系を補助する右心 VAD（以下 RVAD）がありますが、今回は主として使用される LVAD を中心に解説します。
　LVAD は、直接左心室から血液を導き出す脱血カニューラ、血液を拍出するための血液ポンプ、大動脈へ血液を送り込む送血カニューラに分類されます。心補助効果としては、補助人工心臓による拍出量の確保、左心室の容量負荷の軽減と左房圧の低下による肺うっ血の改善が見込めます。
　LVAD は大別して、血液ポンプが体外に設置されているものを「体外設置型 LVAD」、体内へ植え込まれているものを「植込型 LVAD」と呼びます。

体外設置型 LVAD

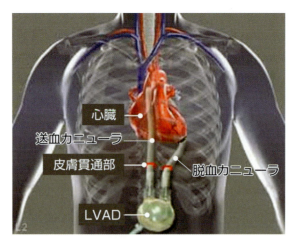

国立循環器病研究センターホームページより一部改変

現在わが国における体外設置型 LVAD は、成人用としてニプロ社製 NIPRO-VAS、アビオメッド社製 AB5000™、また小児用として Berlin Heart 社製 EXCOR® Pediatric の 3 機種が保険承認されています（2017 年 8 月現在）**(表 1)**。本稿では成人用として NIPRO-VAS、小児用として EXCOR® について紹介します。

表 1 ● 体外設置型 LVAD の種類

	NIPRO-VAS	AB5000™	EXCOR®（小児用）
外観			
拍動・連続流	拍動流	拍動流	拍動流
血液ポンプ	ダイアフラム型	サック型	ダイアフラム型
血液層容量	70 mL	95 mL	10、15、25、30、50、60mL
バッテリ	30〜60 分	60 分	30 分
使用域	30〜180 回/min	2〜6 L/min	30〜150 回/min
重量（本体/駆動装置）	170 g/85 kg	300 g/43.5 kg	50 g（10mL）/100.6 kg

NIPRO-VAS

　NIPRO-VAS は 1994 年にわが国で初めて保険承認を受けた VAD で、のべ装着数は 1,000 症例を超える、国内で最も使用経験の多い VAD です。機器構成は、体外に設置された血液ポンプのほかに、血液ポンプを空気圧駆動で動かす駆動装置、これらをつなぐ駆動ケーブルから成ります。

NIPRO-VAS の機器構成

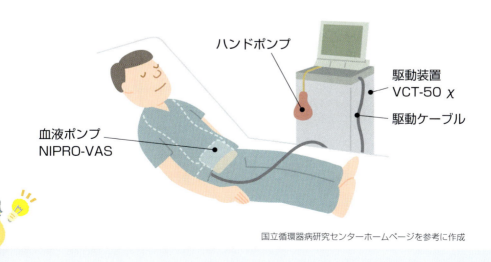

国立循環器病研究センターホームページを参考に作成

● 血液ポンプ

　体外に設置される血液ポンプ内の構造は、ダイアフラム（膜）によって血液層と空気層に分かれています。血液層には血液の逆流防止のために、機械弁が流入口、流出口に組み込まれており、空気層にはダイアフラムを動かすための空気ポートがあります。

NIPRO-VAS の構造

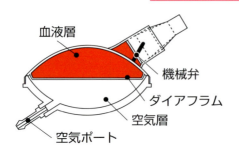
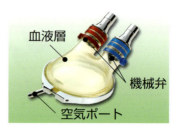

提供：ニプロ株式会社（一部改変）

● 駆動装置

　駆動装置である VCT-50 χ には、ポンプ駆動源となる陽陰圧を発生させるためのコンプレッサーが搭載されています。また、バッテリが内蔵されており、AC 電源喪失状態においても病室移動やリハビリのような簡単な運動を 30 分程度行うことができます。通常の病室内使用では AC 電源と病院配管の圧縮空気、吸引が接続されるので、コンプレッサーを駆動させずに、比較的静音性を保つことができます。

　駆動装置上部の操作パネルを調整することで、適正な駆動状態を維持します。機器の故障時には、ハンドポンプを直接駆動ケーブルに接続して用手的に駆動を継続することが可能です。

駆動装置 VCT-50 χ とハンドポンプ

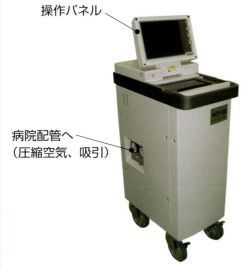
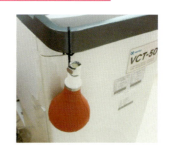

1 分間に 60 回以上

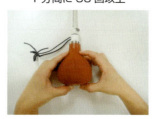

VCT-50 χ　　　　ハンドポンプ

提供：ニプロ株式会社（一部改変）

EXCOR®

EXCOR®は、2015年8月から小児用補助人工心臓として承認されました。それまでは、小児専用の補助人工心臓はなく、比較的体格の大きい小児に対して成人用を装着することもありました。しかし、体格に対し血液ポンプが大きいために、血液が滞留しやすく、血栓ができやすいという問題点がありました。承認されたEXCOR®は成人用に比べ血液ポンプが非常に小さく、問題とされていた血栓へのリスクは軽減され、長期成績も良好となっています。

構成としてはNIPRO-VASと同様、体外に設置された血液ポンプのほかに、血液ポンプを動かすための駆動装置、それをつなぐドライビングチューブから成ります。

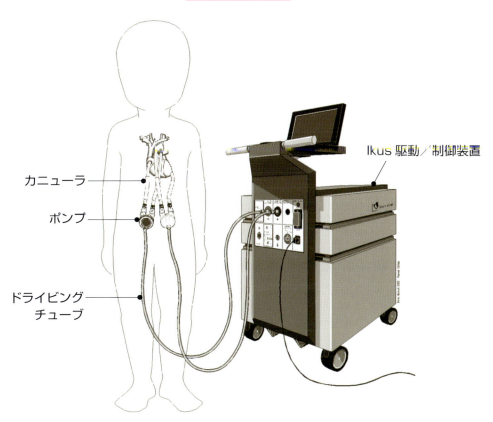

EXCOR®の構成

- カニューラ
- ポンプ
- ドライビングチューブ
- Ikus 駆動／制御装置

提供：Berlin Heart社／カルディオ社

● 血液ポンプ

　NIPRO-VAS 同様、メンブレン（膜）によって空気層と血液層に分かれており、逆流防止のためにポリウレタン製の弁が組み込まれています。血液ポンプの容量としては、10、15、25、30、50、60mL があり、患児の体重によって使い分けます。

血液ポンプの構造と使用体重

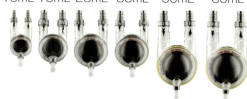

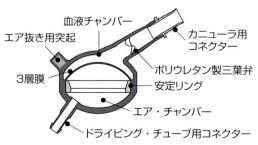

体重	血液ポンプサイズ
2.5〜8.5kg	10mL
7〜15kg	15mL
14〜26kg	25mL
17〜31kg	30mL
30〜55kg	50mL
50〜61kg	60mL
＞55kg	80mL

提供：Berlin Heart 社／カルディオ社

● 駆動装置

　駆動装置 Ikus によって血液ポンプを動かします。駆動源に関してはコンプレッサーを搭載しており、常時陽陰圧を発生させ血液ポンプを空気圧駆動にて動かしています。装置上部に PC が設置されており、血液ポンプの駆動を調整します。装置内には 3 基の空気圧システムが搭載されており、両心補助が可能です。また故障時には自動的にバックアップに切り替え、駆動をサポートしてくれます。ハンドポンプが搭載されており、何らかの理由で駆動ができない場合、ハンドポンプを直接ドライビングチューブに接続して、用手的に駆動を継続することが可能です。

駆動装置 Ikus とハンドポンプ

Ikus

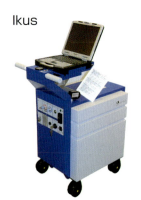

ハンドポンプ

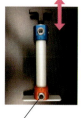

ドライビングチューブを接続し、ハンドルを上下させることで送脱気することができ、ポンプ駆動を継続できる

ドライビングチューブを接続

提供：Berlin Heart 社／カルディオ社

植込型 LVAD

　現在わが国における植込型LVADはEVAHEART™、DuraHeart®、HeartMate® Ⅱ、Jarvik2000®の4機種が保険適応となっており、HVAD™が治験中です（2017年8月現在）。しかしながらDuraHeart®は2017年3月に新規植え込みを終了しています。本稿では現在使用されているEVAHEART™、HeartMate® Ⅱ、Jarvik2000®を紹介します。

　機器を構成する各要素の名称は機種により多少異なりますが、体内に植え込む血液ポンプ、制御システムであるコントローラー、それらをつなぐ経皮ケーブル、駆動源となるバッテリの4つに分類されます。

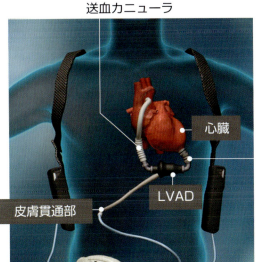

提供：Abbott／ニプロ株式会社（一部改変）

基本の機器構成

●血液ポンプ

　EVAHEART™ は遠心ポンプ、HeartMate® II および Jarvik2000® は軸流ポンプとなっています。ポンプ内部の羽根車が高速回転することで血液を吐出します。

●コントローラー

　駆動に必要な回転数や電源などを制御し、非常時におけるアラームのランプ表示、警報音を発生させます。そのほか、駆動状況のパラメーターを表示します。主な機器チェック時は、コントローラーの表示を確認することで駆動状態の把握を行います。

●経皮ケーブル

　血液ポンプとコントローラーをつなぐケーブルです。内部には血液ポンプの駆動と制御に必要な何本もの電線が内包されており、それぞれが断線や短絡しないよう、電線周囲が保護されています。機種によりポンプケーブル、経皮ドライブライン、体内・体外ケーブルと名称が異なります。

●バッテリ

　駆動のための電力源です。日中の活動時には、バッテリ駆動にて拘束されることなく自由に動くことができます。夜間就寝時には EVAHEART™ は AC/DC アダプタ、HeartMate® II はパワーモジュール（AC/DC アダプタ）を、Jarvik2000® は据置型バッテリを使用します。

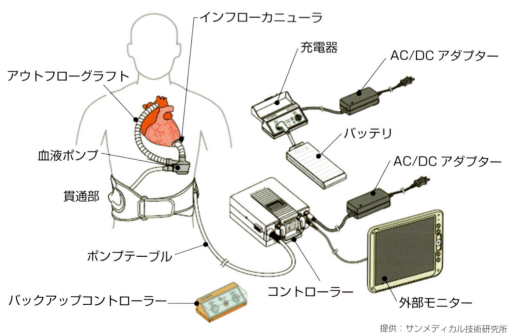

EVAHEART™ 機器構成

提供：サンメディカル技術研究所

HeartMate® II 機器構成

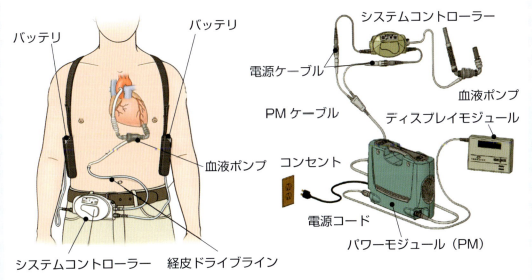

提供：Abbott／ニプロ株式会社

Jarvik2000® 機器構成

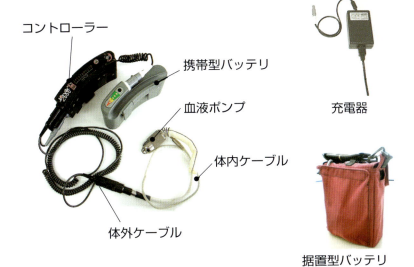

提供：センチュリーメディカル社

第3章 VAD

2 VAD（LVAD）のしくみ

国立研究開発法人 国立循環器病研究センター臨床工学部
臨床工学技士 **西岡 宏** にしおかひろし

同
臨床工学技士長 **林 輝行** はやしてるゆき

さくっと理解！

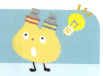

　LVADは左心室を補助する生命維持装置であり、適正な設定を常に維持して駆動する必要があります。

　体外設置型LVADの血液ポンプ内は、血液が出入りする血液層と、空気が出入りする空気層に分かれています。空気層に陽陰圧を発生させることで血液の拍出、充填を行います。補助流量は、その血液ポンプの容量と拍出回数によって規定されます。

　植込型LVADは血液ポンプが体内に設置されており、その駆動方法の種類によって軸流ポンプ型、遠心ポンプ型に大別されます。血液ポンプに組み込まれた羽根車が1分間に数千回転することで血液を吐出します。基本的に補助流量は、回転数に比例して増加する傾向にありますが、循環血液量や患者さんの右心機能に依存する前負荷、残存左心機能、体血圧や血管抵抗に関与する後負荷により変動することに理解が必要です。体外設置型と植込型の特徴を表1に示します。

表1 体外設置型VADと植込型VADの特徴

	体外設置型LVAD	植込型LVAD
種類	● NIPRO-VAS ● EXCOR®	● EVAHEART™ ● HeartMate® Ⅱ ● Jarvik2000®
メリット	● 血栓評価が容易 ● ポンプの交換が容易 ● 幅広い症例適応がある	● 機器の小型化のため移動が容易 ● 退院が可能（自宅での療養）
デメリット	● 機器が大型であるため、移動が困難 ● 創部が大きく感染のリスクから退院が不可能、病院での療養	● 退院のために本人・介護人の機器取り扱いの習得が必要 ● 血液ポンプの目視での評価ができないため、パラメーターからの状態予測となる

1 体外設置型 LVAD

1. 特徴

　駆動原理は、駆動装置からの陽陰圧による空気の出入りで生じる空気層側の内圧の変化によってダイアフラムを動かし、「拍動性」に血液を拍出させます**（図1）**。このポンプ収縮期、拡張期を駆動装置で調整することで、ダイアフラムの動きを制御します。

　大きな特徴は、血液ポンプが体外にあるため、内部のダイアフラムの動きを見ることで血行動態が推察しやすいこと、血栓が発生した場合に視覚的に評価することができることです。その際には大がかりな手術を必要とすることなく、送脱血カニューラをクランプすることで、容易に血液ポンプのみ交換が可能であることも大きな特徴です。院内でのリハビリを含め簡単な運動は可能ですが、駆動装置が大きいこと、送脱血カニューラの皮膚貫通部が大きく、感染のリスクが後述の植込型に比べ高いことから退院は困難とされ、病院での療養となります。

2. NIPRO-VAS

●設定項目

　操作パネルには以下のさまざまな設定項目があります**（図2）**。

- Pressure：駆動陽圧（空気層にかける陽圧）。設定範囲 180～220mmHg
- Vacuum：駆動陰圧（空気層にかける陰圧）。設定範囲 －25～－55mmHg
- TRIGGER：ECGトリガーもしくはINTERNALトリガーの選択（現在はリハビリなどを考慮しINTERNALのみ使用）
- INTERNAL rate：INTERNALトリガーの際の1分間に駆動する回数。設定範囲 80～110回/min
- %SYSTOLE（→用語解説）：収縮／拡張期割合。設定範囲 25～40%**（図3）**

●設定方法

　設定方法としては、NIPRO-VASの流量特性**（図4）**やこれまでの臨床経験**（図5）**から、駆動陽圧 200mmHg、駆動陰圧 －50mmHg、INTERNAL rate 100～110回/min、%SYSTOLE 35～40%程度が最も補助流量を出すことができます。これを目標に設定値の調整を行いますが、実際の臨床にお

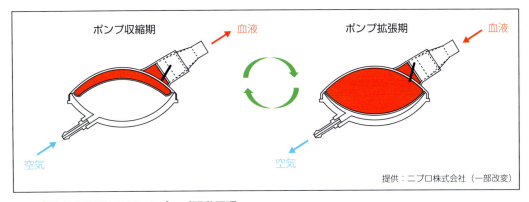

図1 ●体外設置型LVADのポンプ駆動原理

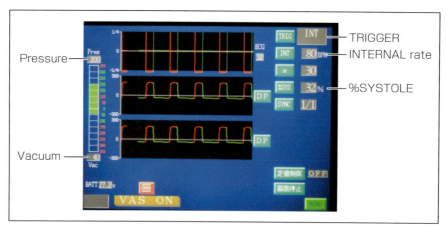

図2 ● NIPRO-VAS 操作画面

用語解説

%SYSTOLE

　%SYSTOLE はダイアフラムの1心拍（収縮／拡張期）のサイクルにおける収縮期の時間の割合です。自分の心臓と同じく、収縮期に血液を拍出し、拡張期に血液をため込みます。

　例えば、INTERNAL トリガーで60回/min、%SYSTOLE を30%の設定とします。60回/60秒、つまり1秒間に1心拍となります。そのうちの30%が収縮期の割合ですので、0.3秒が収縮期となり、0.7秒が拡張期となります**（図3）**。

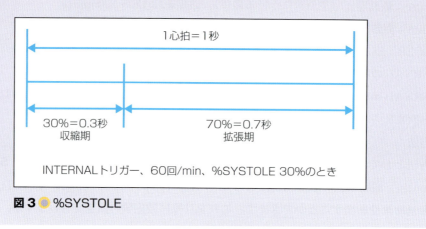

図3 ● %SYSTOLE

いては、患者さんの残存左心機能、右心機能、肺血管抵抗、循環血液量により大きく変わります。

　安全に適正な設定が行えているかの目安としては、直接目視にて血液ポンプ内の血液層の容量（70mL）を十分に拍出できるような調整（Full Fill、Full Empty → 用語解説）をめざします**（図6）**。

3. EXCOR®

●設定項目

操作パネルには以下のさまざまな設定項目があります。

- Systole pressure：駆動陽圧。設定範囲 60～350mmHg

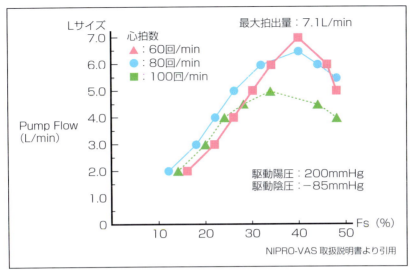

図4 NIPRO-VAS の血流ポンプの流量特性

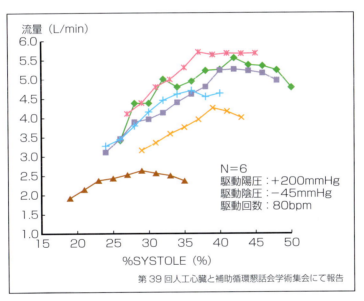

図5 当院患者における流量特性

Full Fill
　血液層に血液が充満し、ダイアフラムが十分に空気層側に広がった状態。%SYSTOLE、INTERNAL rate が適正以上の高設定になっていると充満されず、一回拍出量が下がります。逆に、Full Fill の時間（拡張期）が長いと相対的に収縮期の時間が短くなり、下記の Full Empty がなされなくなります。

Full Empty
　血液層の血液を押し出し、ダイアフラムが十分に血液層側に押し込まれた状態。膜がハウジングに当たる状態を「底打ち」と呼びますが、%SYSTOLE、INTERNAL rate が適正以上の高い設定になっていると、この状態になります。底打ちはダイアフラムに過剰な力がかかった状態であり、膜の耐久性も考慮して、膜が血液層側のハウジングに当たらない程度に調整します。

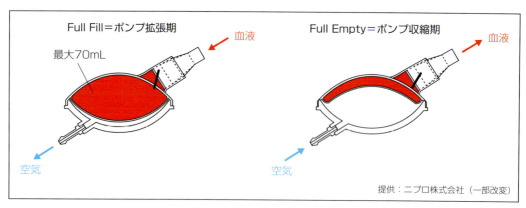

図6 ● Full Fill と Full Empty

- Diastole pressure：駆動陰圧。設定範囲 0〜－100mmHg
- Rate：駆動回数（拍動回数）。設定範囲 30〜150 回 /min
- %SYSTOLE：収縮／拡張期割合。設定範囲 20〜70%

●設定方法

　設定方法は、NIPRO-VAS と同様に、駆動陽陰圧、拍動回数、%SYSTOLE の 4 項目を調整します。目視にて確認しながら、メンブレンが拡張期にしっかりと膨らみ、収縮期には完全に血液を押し切っている状態をめざして設定を行います。

　Ikus は送脱血カニューラやドライビングチューブがキンク（折れ曲がり）することや、抜けることで発生するアラーム（「Please check left pump and driving tube！」「Please connect driving tube！」など）を搭載しています。小児患者という特性から、体動によるキンクアラームの発生頻度は高いので、アラーム発生時には、送脱血カニューラ、患者さんから機器までのドライビングチューブのキンクがないか注視する必要があります。

4. 体外設置型 LVAD の観察ポイントはここ！

　体外設置型 LVAD の補助拍出量は、一回拍出量と拍動数の積で算出できます。補助拍出量を増加させようとして、駆動回数や%SYSTOLE を適正以上に増加する設定を行えば、逆にポンプに血液を充満する時間が短縮し、一回拍出量は減少します。定期的なチェックを目視にて行い、十分な充填と拍出を促し、ポンプパフォーマンスを発揮できるよう調整します。

　特に体外設置型 LVAD は左心系に設置されることから、ポンプ内血栓が発生した際に対応が遅れてしまうと、血流により血栓が剝がれ飛ぶことで脳梗塞を起こすリスクが高くなります。ポンプの駆動状況を確認する際には、ミラーやライトを併せて使用してポンプ内部の血栓形成を早期に発見できるように努める必要があります。

2 植込型 LVAD

1. 特徴

血液ポンプの内部に組み込まれている羽根車が高速回転することで、血液を連続的に吐出します。各種駆動における設定項目としては、回転数のみ変更が可能となっています。

植込型の最たる特徴は、血液ポンプの体内植え込みにより血液が通るカニューラの体外貫通がなくなり、経皮ケーブルだけとなったことです。結果として、感染のリスクが低減され、小型化されたコントローラーとバッテリによる駆動が実現されました。これらの状況から自宅療養が可能となり、植込型 VAD 装着患者さんの QOL は大きく向上しました。現在使用されている 3 機種について**表 2** に示します。

2. EVAHEART™

2011 年から保険適応となった遠心ポンプの植込型 LVAD です。「インペラー」と呼ばれる羽根車が毎分 1,500〜2,000 回転することにより、血液を吐出します。日常活動時にはバッテリにて行動し、就寝時には AC/DC アダプタを介して家庭用電源からの電力供給が可能です。バッテリの充電は専用のバッテリチャージャーを使用します。ほかの植込型とは異なり、電源プラグが 2P であり、自宅療養の際に電源設備工事が不要であることも特徴です。

コントローラーから、バッテリの残量やアラーム発生時のランプ、警報音が確認できます **(図 7)**。植込型 LVAD で唯一、非常用バッテリを装着しており、誤って電源消失をした際にも 30 分間の駆動が可能です。設定変更は、専用のタブレットに接続して行います。タブレットでは、現在の駆動状況を示すパラメーターが表示されるほか、経時的変化のグラフやアラーム履歴も表示させることができ

表 2 ● 植込型 VAD の特徴

	EVAHEART™	HeartMate® II	Jarvik2000®
外観			
拍動・連続流	定常流	定常流	定常流
血流ポンプ	遠心型	軸流型	軸流型
バッテリ	リチウム	リチウム	リチウム
駆動時間	6〜10 時間	6〜10 時間	8〜12 時間
使用域	1,500〜2,000 rpm	6,000〜15,000 rpm	8,000〜12,000 rpm
重量 (本体/構成部)	420 g/3.0 kg	340 g/1.8 kg	90 g/1.1 kg

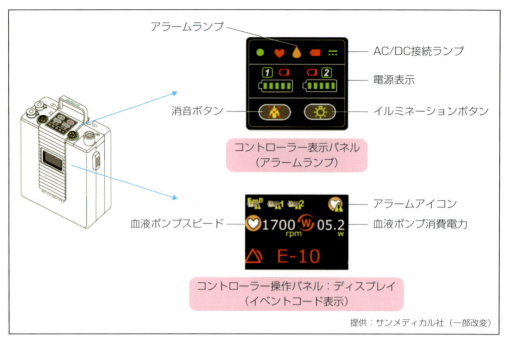

図7 EVAHEART™のコントローラー表示部

ます。
　パラメーターについては、Pump Power（消費電力＝回転に要する電力）、Pump Speed（ポンプ速度）、Pump Flow（推定流量）があります。Pump Flowは、そのときのPump SpeedおよびPump Powerから算出されます。
　また、コントローラ内部には、独自開発のクールシールシステムが搭載されています。

● **クールシールシステム**
　血液シール部分や軸受け部分にクールシール液（蒸留水）を循環させることで、その潤滑と冷却を行い、ごく少量拡散することにより血漿タンパク質の洗浄除去が行われ、血液ポンプの長期耐久性を実現しています。また、このシステムにより、軸と軸受け部分がくさび効果により非接触回転となります **(図8)**。

3. HeartMate® Ⅱ **(図9)**

　2013年から保険適応となった軸流ポンプの植込型LVADです。血液ポンプ内の「ローター」と呼ばれる羽根車が、臨床例においては8,000～10,000回転/min程度回ることで血液を吐出します。日常活動時にはバッテリにて行動し、就寝時にはパワーモジュールに接続することで家庭用電源から電力供給を受けます。バッテリは専用のチャージャーで充電します。
　コントローラーは「システムコントローラー」と呼ばれ、バッテリの残量やアラーム発生時のランプ、警報音を確認できます **(図10)**。設定変更の際はパワーモジュールに接続し、システムモニタ

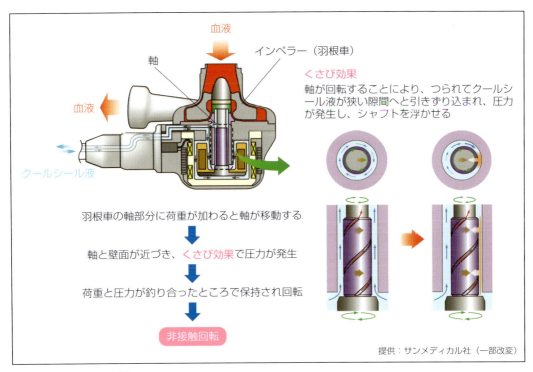

図8 EVAHEART™の構造

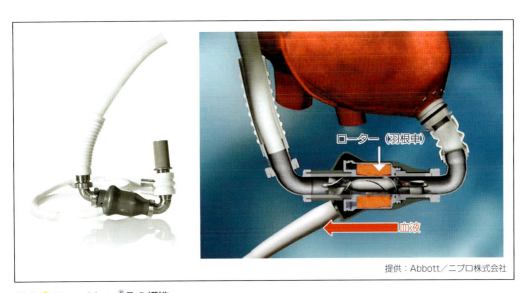

図9 HeartMate®Ⅱの構造

ーにて変更を行います。システムモニターには現在のパラメーターが表示されるとともに、アラームの表示や履歴を追うことができます（120件まで）**（図11）**。

パラメーターについては、Pump Power（消費電力＝回転に要する電力）、Pump Speed（ポンプ回転速度）、Pump Flow（推定流量）、Pulse Index（ポンプへの脈流、以下PI）があります。HeartMate®Ⅱにおける流量特性と表示を**図12**に示します。Pump Flowは、そのときのPump

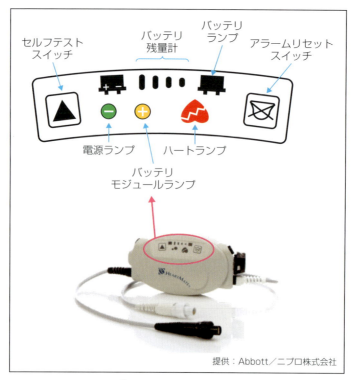

図10 HeartMate®Ⅱのコントローラー表示部

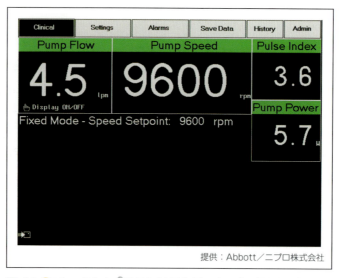

図11 HeartMate®Ⅱのシステムモニターとパラメーター

SpeedおよびPump Powerから算出されます。このPump Powerは、血栓をはじめとするさまざまな要因により変動するため、信頼性の低い領域に関しては「－－－」「＋＋＋」で表示します。

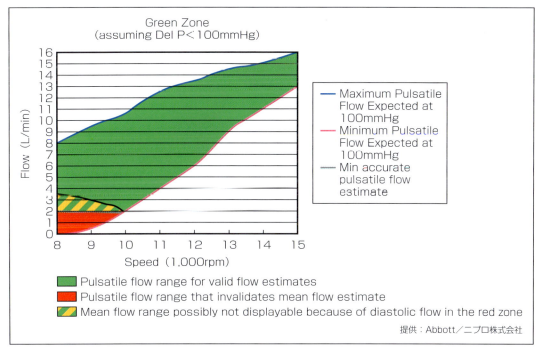

図12 HeartMate®IIの流量特性と表示

● PI（pulse Index）イベント

PIは、ポンプにおける1秒間隔での拍動性の大きさの指標です。ポンプの前負荷（左心室のボリューム）、サポート量、心負荷軽減の指標となります。

PI＝［（最大流量－最小流量）／平均流量］×10

PIは、上記の計算式から算出されます。PIの値が低い場合はLVADのサポートの割合が大きく、高い場合はサポートの割合が少ないと考えられます。このPI値が45％以上変動した場合に、PIイベントとしてアラーム履歴に記録されます。

● Low speed limit 設定（サッキング回避機構）

脱水状態や不整脈など種々の原因で相対的に回転数が必要以上の設定値となった場合、血液ポンプは連続的に血液を引こうとするため、脱血カニューラが左室壁に吸いつく現象が起き、これを「サッキング」と呼びます。サッキングが起こると流量が出せなくなるため、PIは大きく低下します。Low speed limitを事前に設定しておくことで、前述のPIイベントが発生した際に、一時的に回転数を低下させることができます。これによりサッキングを回避します。効果を得るには通常、Pump Speed設定の－600rpm以下に設定することが推奨されています（Low speed limitは8,000rpmから設定可能）。

4. Jarvik2000® （図13）

2014年から保険適応となった軸流ポンプの植込型LVADです。日常活動時には携帯型バッテリに

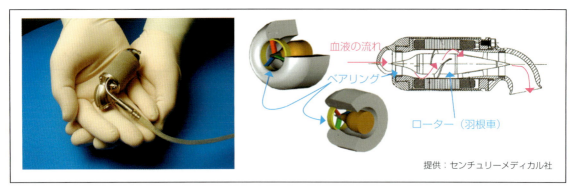

図13 ● Jarvik2000® の構造

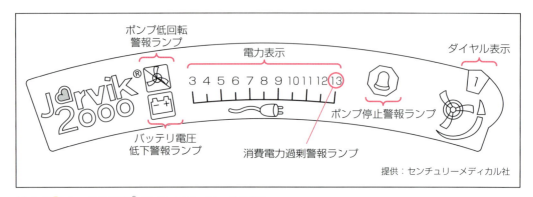

図14 ● Jarvik2000® のコントローラー表示部

表3 ● Jarvik2000® の回転数調節ダイヤルと推定流量の関係

設定	回転数（回転/min）	流量（L/min）	電力（W）
1	8,000	1～2	3、4
2	9,000	2～3	4、5
3	10,000	4～5	5、6、7
4	11,000	5～6	7、8、9
5	12,000	7～8.5	8、9、10

て行動し、就寝時にはより長時間使用可能な据置型バッテリに接続することで電力供給を受けます。バッテリは専用のチャージャーで充電します。

　大がかりなコンソールは存在せず、パラメーターはすべてこのコントローラーで確認し、設定変更はコントローラーに設置された5段階の回転数設定ダイヤルにて行います**（図14、表3）**。パラメーターはPump Power（消費電力）、回転数設定ダイヤルのみの非常にシンプルな作りとなっています。そのほかアラーム発生時には、警報と対応したランプが点灯して知らせてくれます。

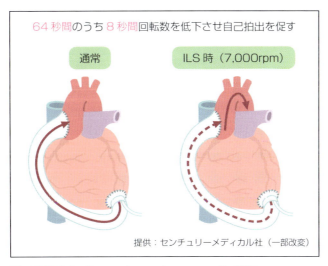

図 15 ILS（intermittent low speed）機能

● ILS（intermittent low speed）機能（図 15）

　Jarvik2000®特有の機能として ILS があります。ILS は 64 秒間のうち 8 秒間回転数を低下させます（7,000rpm）。このことで LVAD のサポートを減らし、自己拍出を促すことで大動脈弁の開閉をさせ、血液が滞留しやすい弁上弁下の血栓形成を防止します。

5. 植込型 LVAD の観察ポイントはここ！

　血液ポンプが体内へと植え込まれたおかげで、退院が可能になったことをはじめ QOL は大きく向上しました。しかしながらデメリットとして、血液ポンプの目視観察ができなくなったため、血栓の発生やポンプの駆動異常が直接的にわからない点が挙げられます。このため、間接的な指標を総合して、異常の際には早期に発見できるよう努める必要があります。

　具体的には、Pump Speed、Pump Flow、Pump Power が機器の観察すべきパラメーターとなります。機器の物理的な故障を省くと、Pump Speed は設定した回転数を維持するようにプログラムされているため、どの植込型 LVAD も比較的大きく変動することはありません。また、Pump Flow は Pump Power から算出される推定値であり、患者さんや機器の要因で大きく変動するため、信頼度が高いとはいえません。ここで注目すべきは Pump Power ですが、残念ながらこの Pump Power には、どの数値が正しいという絶対値はありません。もちろん、機種ごとの数値も違うばかりか、同一の患者さんでも状態によって数値は異なってきます。わたしたちは、Pump Power の推移も観察することが最も重要なことだと考えています。

　常々チェックしていくと、機種・患者さんごとに、ある程度のパターン推移を読み取ることができます。その推移から大きく変動した際は、注意が必要です。

例）装着術後3カ月の患者Aさん			
HeartMate® II		ある勤務交替時	
Pump Speed	8,600rpm	→ Pump Speed	8,600rpm
Pump Power	4〜6W程度の変動	→ Pump Power	10〜12W

　例えば、装着術後3カ月のAさんのケースでは、術後安定して上記のパラメーターで過ごされていましたが、ある勤務交替時にパラメーターを確認すると、Pump Speedは変わらず8,600rpmですが、Pump Powerが10〜12Wと明らかに上昇していることがわかります。

　同じ回転数にもかかわらず、その際の消費電力が大きく上昇しているということは、それだけポンプが回転するのに負荷がかかっていると考えられます。この場合は血栓の可能性を疑い、乳酸脱水素酵素（LDH）の上昇や溶血尿の有無、心エコーでの観察、抗凝固療法の見直しなどが必要となります。発見時には速やかに医師や臨床工学技士へ相談するように努めます。

　また、生命維持管理装置であり、非常に信頼性の高いものではありますが、故障のリスクはあります。その中でも駆動停止はただちに生命の危機に陥るため、迅速な対応が求められます。駆動停止に伴うアラームに対しては、迅速にフローチャートに沿って対応できるようにする必要があります（**図16**）。

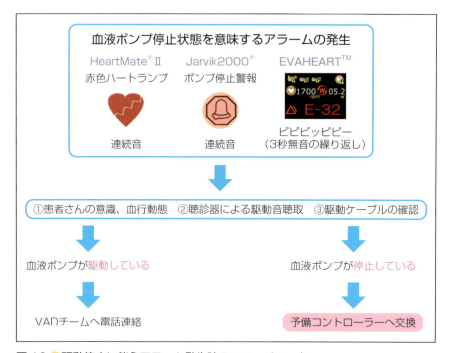

図16　駆動停止に伴うアラーム発生時のフローチャート

まとめ

　　　従来までは人工心臓といえば体外設置型 LVAD が中心でしたが、現在はその QOL の高さから植込型 LVAD が主流となっています。機種が多岐にわたり、機器を取り扱う医療者は一苦労です。

　一方、重症心不全患者さんが植込型 LVAD を装着することで、高い QOL が得られて自宅療養生活を過ごせることを目の当たりにすると、医療者としても非常にやりがいを感じることができます。しかしながら、植込型 LVAD は究極の生命維持管理装置であり、判断を誤ると非常に重篤な状態を招くことを忘れてはいけません。重症心不全患者さんの疾患が治ったわけではなく、生命維持管理装置のもとで療養しているということを忘れないようにしてください。すべてのアラームについて理解し、対応することは難しいかもしれませんが、駆動停止を伴う最重要アラームに関する理解を周知徹底して、対応できる体制を整える必要があります。

memo

第3章 VAD

3 VADの適応と禁忌

国立研究開発法人 国立循環器病研究センター移植医療部
医長
瀬口 理 せぐちおさむ

さくっと理解！

　補助人工心臓（VAD）は、従来行われるさまざまな薬物治療や外科的治療、さらには補助循環治療においても改善しない循環不全・重症心不全状態を呈する症例に対して考慮すべき機械的補助循環治療です。現時点において、補助循環治療としては最も上位に位置する機器で、日本国内において3機種の植込型非拍動流式補助人工心臓（植込型VAD）と2機種の体外設置型拍動流式補助人工心臓（体外設置型VAD）が利用可能となっています。

VADの適応

　VADの適応となる疾患や病態にはさまざまなものが考えられますが、現在の国内の適応は図1[1]のようにまとめることができます。医学的には、前述したような従来の治療では対応困難な重症心不全症例ということになりますが、実際にどういった機器が適応となるのかについては、対象となる症例の経過や移植適応の有無などが大きくかかわってきます。

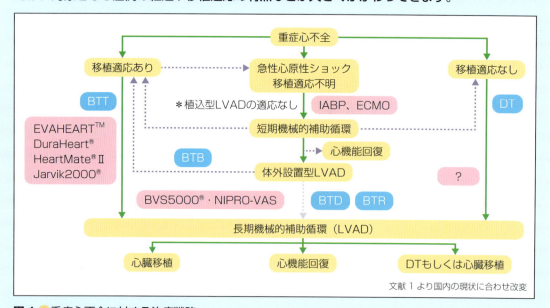

図1 ● 重症心不全に対する治療戦略

一般に、重症心不全を呈する症例が現れた場合、まずそれらが急性の経過で急激に悪化している症例か、慢性の経過で緩徐に悪化している症例かで分けて考えます。急性の経過をたどる、いわゆる心原性ショック（INTERMACS profile 1、本項内で解説）の場合、国内では体外設置型 VAD が適応されます。次に、慢性の経過で悪化している症例の場合は、心臓移植適応が認められているかどうかで、使用できる VAD の種類は規定されます。心臓移植適応が認められている症例では、全身状態の安定しているうちに植込型 VAD を装着することが勧められますが、心臓移植適応のない症例に対する植込型 VAD の装着は、国内では保険診療上認められていないので、移植適応はないものの、VAD の適応と考えられる症例の場合は、心臓移植適応申請を早急に進めていきます。しかしながら、それら慢性の経過で悪化している症例において、心臓移植適応が承認される前に循環不全が悪化し、心原性ショックもしくは全身状態が悪化してしまった場合には、将来的な移植適応取得をめざしつつも、まずは体外設置型 VAD の適応となります。

VAD の禁忌

　VAD の禁忌は、医学的には、敗血症を含めた活動性の感染症や、不可逆的な他の臓器障害、血液凝固異常を合併する症例となります。しかしながら、これら禁忌事項も、対象症例の状態により変わりえます。心原性ショックにより経皮的心肺補助装置（PCPS）などが装着されている患者さんでは、感染を併発していることが多く、循環不全からくる臓器障害、播種性血管内凝固症候群（DIC）を合併している症例も少なくありません。もちろん、このような症例は体外設置型 VAD の適応となりますが、悪化した全身状態が VAD 装着により劇的に改善することもしばしば経験するため、単なる検査値で明確に禁忌を定義することは困難です。個々の症例の経過や、VAD 装着検討時点での検査所見を総合的に評価し、判断することになります。

　植込型 VAD も、基本的には上記のような感染症をはじめとした全身状態不良が禁忌となりますが、やはり移植適応が認められていることが前提となるため、移植の禁忌事項を伴う症例は適応にはなりません。

1 はじめに

　VAD は、PCPS や大動脈内バルーンパンピング（IABP）に比較して、より強力な循環補助機器として、それらの上位に位置する機械的補助循環治療です。VAD により得られる拍出量は、装着された患者さんの残存心機能にもよりますが、生体が必要な循環のほぼ100％を代行することができ、時に PCPS や IABP の装着下に循環不全や臓器障害が進行する心原性ショック症例に対する治療手段として装着されます。すなわち、このような心原性ショック症例を含め、従来行われるさまざまな薬物治療、外科的治療や、さらには補助循環治療においても改善しない循環不全・重症心不全状態を呈する症例が、VAD の適応ということになります。

しかしながら、実際には対象となる症例が循環不全に陥ったときの状況や基礎心疾患、心臓移植適応の有無に加えて、さらには社会的な状況などを総合的に評価し、その適応を決定しています。本項では、そのような VAD の適応と禁忌に関し、国内でのルールに基づき説明します。

② VAD の種類、対象症例の医学・社会的背景による適応決定

1. VAD の種類
VAD の適応として知っておくべきキーワードを以下に示します[2]。
- Bridge to transplantation（BTT）：移植までの橋渡し目的の VAD 装着
- Bridge to recovery（BTR）：自己心機能回復までの橋渡し（VAD 離脱）目的の VAD 装着
- Bridge to candidacy（BTC）：移植適応取得の見込みがある症例で、現時点では移植適応と判断できないが、VAD 装着後に移植適応と判断できる可能性がある症例に対する VAD 装着
- Destination therapy（DT）：移植の適応ではないが、心不全の最終治療としての VAD 装着
- Bridge to decision（BTD）：移植の適応はなく、現状ではその適応検討や臨床判断も困難な症例に対して、移植適応判断ができるまでの救命手段としての VAD 装着

※植込型 VAD が保険償還されているのは、上記の適応の中では BTT のみです。

2. 保険償還
現在、国内では 3 種類の植込型 VAD（EVAHEART™、Jarvik2000®、HeartMate®Ⅱ）と 2 種類の体外設置型 VAD（NIPRO-VAS、AB5000™）が保険償還されています。実際の VAD 装着時には、これらの機器を、上記のキーワードで示される VAD 適応にのっとって装着することになります。**図1**[1] に示すのは、現在わが国で認められている VAD を用いた重症心不全治療戦略のチャート図ですが、大前提として、植込型 VAD は心臓移植適応が承認された症例にのみ保険償還される治療であることと、2017 年 6 月時点では国内では DT が保険償還されていないことを知っておいてください。

③ VAD 治療の適応

1. 心原性ショック（INTERMACS profile 1）や移植適応不明症例に対する VAD 適応
重症心不全には、さまざまな発症様式が存在しますが、例えば広範急性心筋梗塞や劇症型心筋炎といった疾患により、急性の経過で心原性ショックの状態となった場合、ほとんどの症例は移植適応を検討したこともなく、精査も行われていないため、その症例に対して移植適応が承認されるかどうかは、まったく不明の状態です。さらに多くの症例では、数時間以内での循環改善を必要とする全身の臓器機能障害を伴っているため、心臓移植適応を検討する時間的余裕などありません。そのような症例に対しては、救命目的（rescue therapy）に、BTR もしくは BTD として体外設置型 VAD を装着することになります。

心筋炎や一部の疾患による急性心原性ショックでは、VAD により循環を維持し、心臓を減負荷す

ることで自己心機能が回復する可能性があるため、BTRとして体外設置型VADを装着することになりますが、基礎疾患が不明で、自己心機能回復の可能性も含め不明な点が多い症例の場合は、BTDとして、その先の臨床判断が可能な状態までの橋渡しを目的に、体外設置型VADを装着することになります。

　また、ある程度心臓移植適応の検討が進められており、その適応が承認される可能性がある症例でも、各移植施設の施設内移植適応検討委員会において移植適応が認められていない限り、植込型VADは保険償還されないため、やはり体外設置型VADを装着し、移植適応に関わる精査を完了させ、移植適応検討委員会に諮る必要があります。

　ここで注意が必要なのは、国内ではDTが保険償還されていないため（2017年8月現在、治験進行中）、これらBTD、BTCによって体外設置型VADが装着された症例においては、救命しえたとしても、体外設置型VADから植込型VADへの切り替えは、保険診療上、実施できないことです。そのため、それら症例については体外設置型VADを装着し、全身状態が回復した後に、あらためて心臓移植適応を評価、検討し、心臓移植適応が承認された後に初めて植込型VADへの切り替えを実施し、退院をめざすことができるようになります。当然、移植適応評価中に移植の禁忌事項が認められた場合には、移植適応は承認されず、植込型VADへの切り替えは実質不可能なことになります。その症例は、移植の禁忌事項をクリアするまでは、体外設置型VAD装着下での入院治療を継続することとなります。これはBTR例においても同様であり、全例においてVAD離脱が可能となるわけではないため、VADからの離脱が困難となった場合、退院をめざすには移植適応を検討する必要があります。そのため、BTRやBTC、BTD適応により体外設置型VADを装着する場合には、手術におけるリスクや合併症の説明のみならず、その先に起こりうる事柄としての移植適応申請、植込型VADへの切り替え、さらには移植適応が承認されなかった場合に予測される状況などを十分に説明した上で、治療に踏み切ることになります。

2. 心臓移植適応症例における VAD 適応（INTERMACS 患者重症度分類とは）

　心臓移植適応が承認されている症例では、植込型VADを装着することができます。慢性の経過で緩徐に進行する心不全症例の場合、時機を逸することなく患者さんに心臓移植やVAD治療について説明し、患者さんおよびその家族が十分に理解した上で治療選択をしてもらうことになります。実際に心臓移植やVAD治療の適応を検討するべき病状を**表1**にまとめます。

　このような症例に遭遇した場合には、積極的にVAD適応と考え、移植について患者さんとその家族に説明します。治療に同意が得られれば必要な検査を開始しますが、実際のVAD装着の時期については、INTERMACS患者重症度分類（patient profile）を参考にして判断していきます。

● INTERMACS 患者重症度分類

　INTERMACSとは、Interagency Registry for Machanically Assisted Circulatory Supportの略であり、北米を中心としたVADの市販後調査データを利用したレジストリー研究です[3]。INTERMACSの研究報告は毎年行われており、それらの報告からは、北米を中心とした世界のVAD治療の概要を知ることができます。

表1 ● 心臓移植やVAD治療の適応を検討するべき病状

65歳未満の低心機能を呈する心不全症例で、最大限の心不全治療（β遮断薬、アンジオテンシン変換酵素阻害薬、アンジオテンシン受容体拮抗薬の投与。減塩、飲水制限といった心不全自己管理。CRT植込みなど）を行った上でも以下の状態を呈する場合

● 強心薬からの離脱が困難（強心薬の減量を行うと、心不全自覚症状の悪化や体重増加、臓器障害の顕在化、脳性ナトリウム利尿ペプチドの増加が認められるなど）
● 運動耐容能の低下。心肺運動負荷検査における最大酸素摂取量14mL/kg/min以下、もしくは6分間歩行にて300m以下
● 心不全入院を繰り返す（過去3カ月に2回以上、もしくは過去6カ月に3回以上の心不全入院）

表2 ● INTERMACS patient profile

INTERMACS（Interagency Registry of Mechanically Assisted Circulatory Supports）：北米を中心とした人工心臓の多施設レジストリー

NYHA	重症度	定義	患者の状態	機械的補助の緊急性	
Class IV（強心薬依存）	1	Critical cardiogenic shock（重度心原性ショック）	"Crash and burn"	数時間内	体外設置型
	2	Progressive decline（進行性の悪化）	"Sliding fast"	数日〜1週間内	植込型
	3	Stable but inotrope dependent（安定しているが、強心薬に依存）	"Stable but dependent"	数週間内	
Class IV（外来管理） Class III B	4	Recurrent advanced HF（繰り返す重症心不全）	"Frequent flyer"	数週〜2、3カ月内	
	5	Exertion intolerant（運動不可）	"Housebound"	数週〜数カ月内	
	6	Exertion limited（運動耐容能低下）	"Walking wounded"	数カ月内	
Class III	7	Advanced NYHA class III（重症NYHA class III）	"Advanced NYHA class III"		

文献4を参考に作成

　INTERMACS患者重症度分類とは、本研究の中で定められた心不全重症度分類であり、従来のニューヨーク心臓協会（New York Heart Association；NYHA）が定める心不全重症度の指標であるNYHA機能分類III、IVを、さらに詳細に7つに分類したものです **（表2）**[4]。INTERMACS profile 1〜3は強心薬に依存した状態で、4〜7はそれより軽症ではありますが、NYHA機能分類では少なくともIII以上の心不全状態となります。

　INTERMACS profile 1は、いわゆる心原性ショック症例のことを指し、国内においては原則的にINTERMACS profile 1からprofile 3までがVADの適応となります。INTERMACSのレジストリー報告では、VADを装着した症例の装着前の心不全重症度をINTERMACS profile 1〜7に分類し（欧米では4〜7もVADの適応とされています）、その装着後の予後を比較したところ、装着前の重症度が高い順に、その装着後の予後が不良であることが明らかとなりました。そのため、欧米では装着後の予後不良が明らかとなったINTERMACS profile 1でのVAD装着をできるだけ避ける傾向と

なり、INTERMACSの報告でも、2006年当時にはVAD装着件数の40%がINTERMACS profile 1の状態であったものが、2011年には14%にまで減少し、より軽症の段階からVAD装着を検討するようになっています[5]。

国内においても、このINTERMACSの報告を受け、装着後予後が不良なINTERMACS profile 1の症例では、まずは体外設置型VADを装着することとなっており、強心薬依存状態であっても、できるだけ全身状態（栄養、臓器機能）の安定したINTERMACS profile 3の時点でのVAD装着をめざし、早期から移植医療についての説明、検査を進めることが推奨されています。

3. 強心薬依存状態でない重症心不全症例に対するVAD適応

欧米では近年、強心薬依存状態ではない重症心不全症例に対するVAD装着を検討した臨床研究である、ROADMAP trialの結果が報告されました[6]。これは現在、国内ではVAD装着適応とはみなされない強心薬INTERMACS profile 4〜7の重症心不全症例を対象とした研究で、VAD装着群と薬物治療群の予後や生活の質を比較したものです。Intention-to-treat解析結果では、VAD装着群と薬物治療群の間では、生存率に差はなかったものの、心不全症状などはVAD装着群で有意に良好でした。しかしながら、VAD関連合併症のリスクは、VAD装着群に認められる結果となりました。本研究の結果を受け、欧米では将来的にVAD治療が必要となるような心不全症例に関しては、早期からVAD治療についての情報提供を行い、患者さんのライフスタイルや考え方などに基づき、医療者と相談しながら、病状の安定している時期から治療方針を決めていく、いわゆる"shared decision making"の概念が広がっています。

4 VAD治療の禁忌

VAD治療の禁忌とは、VADを装着しても改善の見込みのない医学的状況の有無とともに、社会的背景（家族・ケアギバーの存在）により決定されます。一般的には、体外設置型VADの対象となる心原性ショック症例において、VAD適応有無の判断を求められることが多く、敗血症を含む活動性の感染症や、不可逆性の臓器障害の合併症例、血液凝固異常合併症例は、原則VADの適応とはなりません。しかしながら、それら感染症や臓器障害、血液凝固異常について、どの程度を禁忌と判断するかを、検査値などから明確に定義することは困難です。文献的には、MELDやAPACHE II、Leitz-Miller、Seattle Heart Failure Modelといった重症度スコアがVAD装着後の予後予測に有用であったとの報告[7]や、近年ではHeartMate Risk Scoreといった、あるVAD機器に特化した形で開発されたリスクスコアも存在しますが、基礎疾患や臨床経過などと総合して、その適応と禁忌は判断する必要があります。

わが国においては、DTが保険診療上認められていないため、心臓移植適応基準を無視することはできません。移植適応患者さんを対象に実施される植込型VAD装着に関しては、移植の禁忌となる条件は、そのままVAD治療の禁忌となります。年齢についても同様で、65歳以上の症例については慎重な判断が求められますが、BTRとしてVAD装着を検討する場合には、すべての65歳以上の

症例を禁忌と判断するかどうかは、議論を要するところです。実際に当院では、これまでBTRとして4例の症例に体外設置型VAD装着を行っており、うち2例はVADから離脱し、独歩退院を果たしています。

　社会的背景としては、患者さんをサポートする家族の存在はVAD治療において欠かせない重要事項であり、当院では植込型VAD装着を予定している患者さんでは、国内の植込型VAD装着患者さんの在宅管理基準にのっとり、患者家族の機器トレーニングとともに、植込型VAD認定施設から緊急車両で2時間圏内への在住、24時間ケアギバーの存在を厳格に求めており、家族サポートが得られない場合には、適応としていません。

まとめ

　VAD治療の適応と禁忌について、国内の現行ルールに基づいて概説しました。国内ではDT治療がいまだ保険診療として認められておらず、短期的に使用するVAD機器についても、使用できる機器が限られているため、欧米に比較するといまだ発展途上の状態です。しかし、現時点でも国内VAD治療の臨床成績は欧米に比しても良好で、今後のVAD治療を取り巻く環境の変化により、その治療の可能性はさらに拡大すると期待されます。

引用・参考文献

1) Peura, JL. et al. Recommendations for the use of mechanical circulatory support: device strategies and patient selection: a scientific statement from the American Heart Association. Circulation. 126, 2012, 2648-67.
2) 重症心不全に対する植込型補助人工心臓治療ガイドライン. 日本循環器学会 / 日本心臓血管外科学会合同ガイドライン（2011-2012年度合同研究班報告）. 2013. http://www.j-circ.or.jp/guideline/pdf/JCS2013_kyo_h.pdf
3) Kirklin, JK. et al. INTERMACS database for durable devices for circulatory support: first annual report. J Heart Lung Transplant. 27, 2008, 1065-72.
4) Stevenson, LW. et al. INTERMACS profiles of advanced heart failure : the current picture. J Heart Lung Transplant. 28 (6), 2009, 535-41.
5) Kirklin, JK. et al. The Fourth INTERMACS Annual Report: 4,000 implants and counting. J Heart Lung Transplant. 31 (2), 2012, 117-26.
6) Starling, RC. et al. Risk Assessment and Comparative Effectiveness of Left Ventricular Assist Device and Medical Management in Ambulatory Heart Failure Patients: The ROADMAP Study 2-Year Results. JACC Heart Fail. 5 (7), 2017, 518-27.
7) Schaffer, JM. et al. Evaluation of risk indices in continuous-flow left ventricular assist device patients. Ann Thorac Surg. 88 (6), 2009, 1889-96.

第3章 VAD

4 体外設置型VAD装着の実際と急性期看護のポイント

国立研究開発法人 国立循環器病研究センター看護部CCU
副看護師長　集中ケア認定看護師
原田愛子 はらだあいこ

さくっと理解！

　VAD装着後急性期は、装着前の心不全状態による各臓器の機能低下に手術侵襲が加わり、容易に循環動態は変化するため、ポンプのfilling（血液充満）を注意深く観察する必要があります。VAD装着により、心臓の機能はほぼ100％補助されることになりますが、術直後から完全に体が回復するわけではありません。手術侵襲からより早く離脱するためにも、モニタリングや確実な薬剤投与、アセスメントを行った上で看護ケアを行い、早期離床をめざします。

　術後麻酔から覚醒する際、患者さんは体外に設置された血液ポンプや、その先の駆動装置につながれた状態であることが受け入れられず、せん妄症状を発症することも予測されます。鎮静薬の中止後は特に慎重に患者さんの表情や言動に注意し、早期から患者さんの思いをキャッチすることが重要です。

　また、家族は手術が終わったことによる安堵とともに、機械が装着された状態の患者さんを目の当たりにすることで、これから続くであろう長期間の療養生活に対して不安を抱くこともあり、家族に対しての細かな配慮も必要となります。

コマ送りでイメージ！

❶ 術前状態の把握

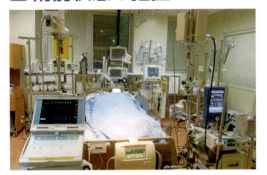

術前に IABP/PCPS 管理を行っている様子

体外設置型 VAD 装着が必要となる患者さんは、劇症型心筋炎や広範囲の虚血性心疾患など、重篤な疾患が急激に発症し、心原性ショックといった一刻を争う状態で VAD 装着となることが多いです。そのため術前の心機能、呼吸機能、各種臓器の状態がどうであるかを把握し、術後のアセスメントを行う必要があります。術後にどのような看護が必要であるかを考えるためにも、術前状態の把握は重要です。

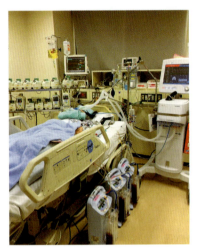

術直後の様子

> **ナースの動きかた**
>
> VAD 装着のためには人工心肺を使用し、一時的に心臓を止めた状態で手術が行われます。そのため、ほかの開心術同様に、術直後は血行動態の変動に注意しながら、全身状態の観察を行う必要があります。

❷ インアウトバランス

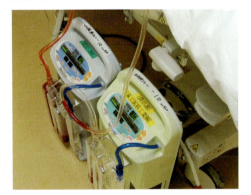

ドレーンからの出血量に注意

　術直後は、各ドレーン・チューブ類からの出血や尿の流出により、循環血液量が減少しやすくなります。加えて、手術による侵襲により血管透過性が亢進し、血漿成分が血管外（いわゆるサードスペース）へ移行してしまいます。このことから容易に脱水状態になりやすく、十分な輸液もしくは輸血が必要となります。術直後から水分の IN/OUT バランス（水分出納）に注目し、VAD の設定と併せて全身のアセスメントを行います。

　特に急激なドレーン排泄量の増加（200mL/h 以上の持続）があれば、再開胸止血術が考慮される場合もあります。

3 右心不全症状に注意

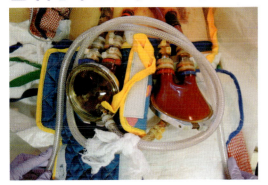

BiVAD（両心補助人工心臓）（LVAD + RVAD）

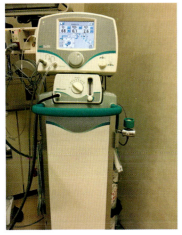

一酸化窒素ガス管理システム
（アイノフロー®吸入用 800ppm）

4 呼吸状態のアセスメント

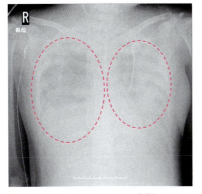

術前に肺うっ血をきたした症例

　左心補助としての VAD 装着の場合、VAD により十分に心拍出量が維持できるようになります。そのため、右心系に戻ってくる循環血液量が増加し、右心の容量負荷が増大し、右心機能の低下している症例では右心不全を発症することがあります。さらに、装着前から両心不全を呈している場合は、右心にも VAD を装着し、左右どちらも機械補助が必要となることがあります。

　また、VAD の脱血管は左心室心尖部に挿入されますが、そこから陰圧をかけて脱血されることにより、心室中隔にも陰圧がかかり、そのことが右心の収縮機能に影響を与える可能性もあります。

ナースの動きかた

　このように、VAD 装着後の右心不全症状の出現には注意が必要となります。そのため、心エコー所見やスワン・ガンツカテーテルなどのモニタリングにより、右心の状態を把握することが重要です。右心不全が顕著な場合は、肺血管抵抗を低下させることを目的に、一酸化窒素（NO）療法（→用語解説）を行うこともあります。

用語解説

一酸化窒素療法
　一酸化窒素（NO）は、血管拡張作用を有するガスであり、特に肺血管を拡張させる働きがあります。右心不全状態が強い場合、肺血管を拡張させることで肺血管抵抗が下がり、右心負荷を軽減させることができます。

　体外設置型 VAD 装着となる患者さんは、急性に心不全を発症することが多く、急性心不全に伴う肺うっ血をきたしていることも少なくありません。そのため、術後の呼吸状態も綿密なアセスメントが必要となります。

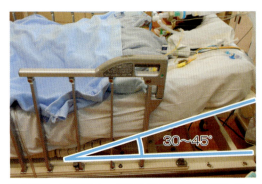

肺炎予防（頭部挙上：循環動態を観察しながら30〜45°以上で管理する）

術直後は呼吸器管理となり、血行動態が落ち着けば人工呼吸器からの離脱をめざしますが、肺うっ血が著明であると、長期的に人工呼吸器管理が必要となります。より早期に人工呼吸器からの離脱を行うためにも、体位ドレナージや肺炎予防の看護が必要となります。

特に肺炎は人工呼吸器離脱を遅らせるため、頭部挙上を行い、口腔ケアの実施などを行うことで人工呼吸器関連の肺炎予防に努めます。

5 血液ポンプの観察

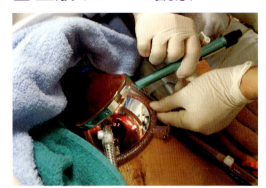

手鏡とペンライトを使用する

体外設置型VADは血液ポンプが体外にあるため、血栓の有無を視覚で確認することができます。少なくとも2時間に1回はポンプの観察を行い、血液充満とともに血栓の有無・色調についての観察を行います。

ナースの動きかた

ダイアフラム側は見えにくいため、上図のように鏡を置いて観察します。術後急性期は抗凝固薬の調整を行っている段階であるため、容易に血栓が出現・消失します。血栓塞栓症状の有無を観察し、異常の早期発見に努めることが重要です。

また、創部の管理は看護の力が大きく関わってきます。特に術後急性期は皮膚組織の循環や栄養状態が悪く、容易に皮膚トラブルを起こしやすい状態です。発赤や浸出液の状態、出血の有無など、こまめに創部を観察し、記録に残していくことが必要となります。

❻ 早期離床

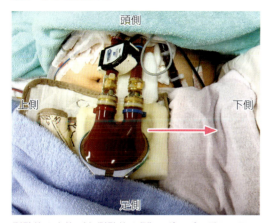

側臥位の実施（左側臥位の例）：ポンプの重みで下にずれていきやすく、創部に負担がかかるため、タオルやクッションなどを置いてポンプが下へ流れないように固定する

体外設置型VADを装着していても、立位、坐位、歩行は可能です。術後早期に離床を行うことは、各臓器の機能回復だけでなく、患者さんの治療への意欲向上につながります。

術後急性期ではまずベッドの頭部挙上から行い、側臥位への体位変換、坐位、立位、歩行と進めていきますが、創部の疼痛により十分に離床が進まない可能性もあります。創部の観察とともに痛みの程度を把握し、適切な疼痛管理を行うことが早期離床へつながります。CPOTやNRSなどの疼痛スケール（→用語解説）を使用し、計画的な疼痛コントロールが必要となります。

ナースの動きかた

体外設置型VADの装着は、すべてが心臓移植をめざしたものではなく、一時的な装着を目的としたものなどさまざまです。家族が代理意思決定者としてVAD装着に踏み切ることもあります。VAD装着後の患者さんを見て、本当にこの選択でよかったのだろうかと家族は自身の判断に迷い、苦しむかもしれません。そのような患者・家族の思いに寄り添い、患者・家族・医療者が同じ方向をめざして治療が継続できるように、急性期から関わることが重要です。

用語解説

疼痛スケール

客観的もしくは主観的に、痛みの強さを表すことのできるものです。CPOT（Critical-Care Pain Observation Tool）は客観的評価を、NRS（Numerical Rating Scale）は主観的評価を行うことができます。

疼痛スケールを使用することで、疼痛が増強した際にすぐに対応が可能であったり、疼痛の評価が医療者によって変化しにくくなったりします。

まとめ

体外設置型VAD装着術を受けた患者さんの急性期には、循環動態が変化しやすい中で、より早期に異常を発見し、対応することが必要となります。また、患者・家族はVAD装着となったことに対して混乱したまま手術を受けることも多く、不安な思いを傾聴し看護につなげていかなければなりません。術後急性期はしばしば治療が先行し、看護が見えなくなる恐れもありますが、設定値やVADの仕組みを十分理解した上で、術後侵襲を考えたアセスメントを行い、細やかな看護を提供していくことが看護師の役割といえます。

引用・参考文献

1) 許俊鋭ほか編．実践！補助人工心臓治療チームマスターガイド．東京，メジカルビュー社，2014，326p.
2) 西村元延ほか．"補助人工心臓（VAD）・左室補助人工心臓（LVAD）"．新版 研修医・看護師・臨床工学技士のためのプラクティカル補助循環ガイド．澤芳樹監．大阪，メディカ出版，2016，174-251.
3) 小林順二郎ほか総監修．"循環管理"．新版 国循ICU看護マニュアル．大阪，メディカ出版，2014，36-40.

第3章 VAD

5 体外設置型 VAD 装着の実際と回復期看護のポイント

国立研究開発法人 国立循環器病研究センター看護部 8 階西病棟
看護師
前野敏士 まえのとしひと

さくっと理解！

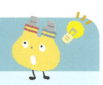

　体外設置型 VAD を装着することで、患者さんはさまざまな合併症を生じるリスクがあります。体外設置型 VAD は身体にとって異物であり、血液は異物と接触することで血液ポンプやその他付属物に血栓を形成します。形成された血栓が流血中に流れることによって末梢の血管に詰まると脳梗塞などの合併症が生じます。血栓塞栓症状や神経サイン、IN/OUT バランス（水分出納）、血液ポンプの駆動状況、採血データなどを総合して観察を行います。

　また、長期の体外設置型 VAD 装着により、脱・送血管皮膚貫通部には体動などのさまざまな刺激が加わることで皮膚の癒着を妨げ、さらに感染を伴うと、不良肉芽形成につながります。そのため外科医師による創部消毒、毎日の看護師による消毒において、刺入部や周囲の皮膚状態を観察し、管理を行います。さらに、体外設置型 VAD を装着した患者さんは、駆動装置による活動制限に加えて、治療経過の中で VAD 補助期間が明らかではないこと、将来に対する不安、死に対する恐怖、長期入院に伴う経済的不安など、さまざまなストレスから精神的に不安定になりやすいため、日々患者さんが安全安楽に日常生活を送れるように看護します。

コマ送りでイメージ！

1 脳血管疾患に対する看護のポイント

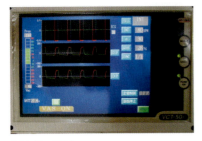

モニター画面

　体外設置型 VAD を装着した患者さんには、血栓形成予防目的の抗血小板薬の内服に加えて、ワーファリンによる抗凝固療法を行います。一方、抗凝固療法を行うことで血が止まりにくくなっており、出血を生じる場合があります。日頃から、血栓塞栓症状や神経サイン、IN/OUT バランス（水分出納）、

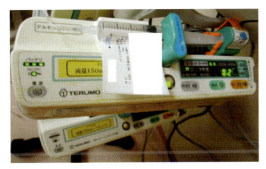

抗凝固をチェック

体重の増減、心不全症状の有無、神経サイン、血液ポンプの駆動状況、採血データなどを総合して観察を行います。

体外設置型VADを装着した患者さんは、一般的にはPT-INR（プロトロンビン時間国際標準比）3.0～4.0で管理します。しかしながら血栓の形成には個人差があり、PT-INR3以下や4以上で管理している症例も経験します。

ナースの動きかた

血栓の観察・駆動確認方法：血液ポンプ内は、駆動装置で空気側の空気を出し入れすることにより、ダイアフラムを上下に動かしています。血液はこの動きによって左心室から脱血され、脱血カニューラを通って、血液ポンプの血液側に入り、送血カニューラを通って拍出します。脱血カニューラ、送血カニューラの接続部位には人工弁が設けられ、一方向へ血液が流れる構造になっています。ポンプ駆動・血栓の観察には、手鏡とライトを使用します。血栓を形成しやすい部分は多いため、細かく観察します。ダイアフラム側は見えにくいので、手鏡で写し、その際はダイアフラム側が full fill/full empty（完全充満／完全駆出）となっているかも観察します。

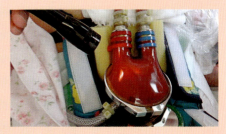

モニター画面

2 感染症に対する看護のポイント

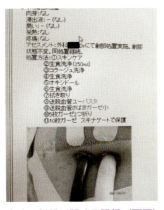

当院の創部に関する記録（画面）

感染症は、体外設置型VAD装着患者さんに多い合併症の1つです。外科、内科、病棟看護師、WOCナース（皮膚・排泄ケア認定看護師）などがチームになり、創部の管理に取り組みます。

体外設置型VAD装着後、患者さんの体動などで脱・送血管皮膚貫通部にダイレクトに刺激が加わり、皮膚の癒着が妨げられることでポケットを形成したり、感染を合併すると不良肉芽形成につながります。また、患者さんの病状しだいでは毎日シャワーを浴びることができず、脱・送血管皮膚貫通部および周囲皮膚の清潔を保つことが困難な状況です。

ナースの動きかた

筆者の施設では、創部の写真と消毒方法を確実に記載し、統一した看護が行えるよう取り組んでいます。少しでも清潔が保てるよう、室内自立歩行ができる患者さんと、車椅子で最低30分以上の自力坐位保持が可能な患者さんには、VAD脱・送血管皮膚貫通部だけでなく全身の清潔が保てるよう、医師の立会いのもと、シャワー浴を実施しています（シャワー浴中や後に血圧が低下することがあるため、必ず医師が病棟に待機していることを確認しています）。

ナースの動きかた

創部処置方法
①シャワー浴または滅菌生理食塩液などで洗浄を行います。
②コラージュフルフル（泡石鹸）を脱・送血管皮膚貫通部にかけ、30秒間置きます。
③滅菌手袋をはめた手で直接脱・送血管皮膚を泡洗浄します。
④オキシドールのついた綿球で、汚れを拭きます。
⑤脱・送血管皮膚貫通部を含む創部を滅菌生理食塩液などで洗浄します。
⑥軟膏がある場合、肉芽組織を刺激しないよう塗布します。
⑦送・脱血カニューラの下に5枚のガーゼを2つ折りにしてしきます。
⑧上からガーゼ10枚をかぶせ、テープ固定を行います。テープの位置は毎日ずらし、皮膚トラブルを起こしやすい患者さんには皮膚保護剤を使用してからテープ固定を行います。

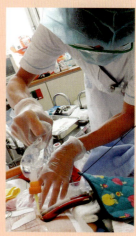
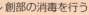
創部の消毒を行う
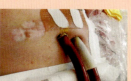

シャワー浴の方法
①病室にて血液ポンプと脱送血管の防水処置を行います。送脱血カニューラが濡れることには問題はないですが、より安全を期すため、金属カニューラとチューブの隙間を密着させ、水分の侵入を防ぎます（チューブの隙間にクッションテープを使用し、刺入部側にVAD刺入部から2cmのあたりから金属カニューラを中心に血液ポンプ側までを食品用ラップフィルムで覆うように巻き、上縁をテープにて密着させ保護します）。
②浴室へ移動し、VADの電源を確保します。
③全身を泡洗浄し、しっかりと洗い流します。その後、刺入部も同様にコラージュフルフルで作成した泡を乗せ、滅菌手袋を使用し洗浄した後に洗い流します。
④刺入部の清潔に注意しながら刺入部を保護し、身体の水分を十分に拭き取った後に着衣、帰室します。
⑤帰室後は駆動、バイタルサイン、自覚症状を観察し、異常の有無を確認します。
⑥シャワー浴後は保湿剤による保湿を励行します。

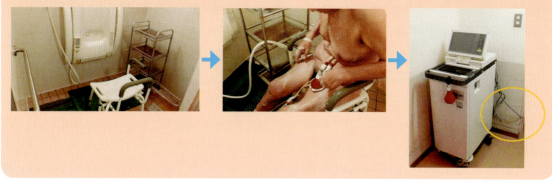

❸ 精神症状に対する看護のポイント

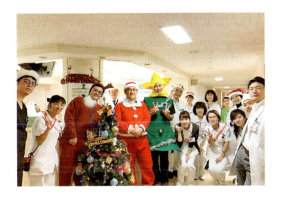

体外設置型VADを装着した患者さんは、駆動装置による活動制限、補助期間が明らかではないこと、将来に対する不安、死に対する恐怖、長期入院に伴う経済的不安など、さまざまなストレスから精神的に不安定になりやすい状態です。看護師は患者さんの精神的ストレスの軽減を図るために、季節ごとにレクリエーション・散歩などを行い、気分転換が図れるよう介入します。また、必要に応じて精神科医の介入も行います。

家族の感じかた

家族においても、長期入院に伴い、身体的・精神的疲労、経済的不安などさまざまなストレスを生じるため、家族への精神的支援も患者さんを支える上で重要です。医療ソーシャルワーカー（MSW）による介入も、必要に応じ実施しています。

❹ リハビリに対するポイント

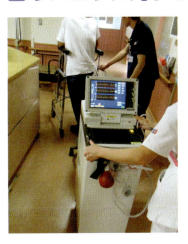

体外設置型VADを装着した患者さんは、装着前に心不全により床上安静を余儀なくされ、そのため筋力低下をきたしていることが多いです。循環動態が安定すれば、早期からリハビリテーションを開始し、身体活動性の向上を図っていきます。

歩行時は、創部への機械的刺激を予防する目的で、チューブはループを1つ作って持つよう、患者さんへ指導しています。また、理学療法士の介入のもと、看護師は駆動チューブの管理を行い、リハビリを実施しています。

まとめ
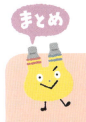

長期間体外設置型VADを装着した患者さんは、合併症を発症するリスクが高いため、多職種と連携したチーム医療が大切であり、早期発見・予防ができるように看護を提供していくことが必要となります。

第3章 VAD

6 植込型 VAD 装着の実際と急性期看護のポイント

国立研究開発法人 国立循環器病研究センター看護部 CCU
副看護師長　集中ケア認定看護師
原田愛子 はらだあいこ

さくっと理解！

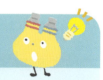

　植込型 VAD 装着術を受ける患者さんは、拡張型心筋症や虚血性心疾患などにより重症心不全を呈しており、薬物療法などによっても改善の見込みがなく、心臓移植以外に治療法がない場合に、心臓移植を行うまでのブリッジ（BTT）として装着される場合が多くを占めます。体外設置型 VAD が拍動性の循環となるのに対し、植込型 VAD は定常流型の循環となることを理解し、術後の看護を行うことが必要です。定常流の循環は非生理的であり、術直後の循環動態が不安定な際には、組織循環の低下を顕著にする恐れもあります。
　植込型 VAD のしくみを理解し、術直後の生体に及ぼす影響を考えながらアセスメントし、看護を行うことが重要となります。また、退院後は植込型 VAD を装着した状態で自宅で日常生活を送ることになるため、早期から ADL の獲得に努めるとともに、機械と共に生活することを意識できるような関わりが必要となります。

コマ送りでイメージ！

1 定常流の循環を理解したアセスメント

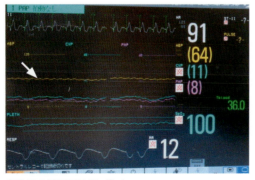

定常流の動脈圧波形（👆）

　植込型 VAD は体内にポンプを植え込み、インペラー呼ばれる羽根車が回転することで生じる遠心力により血液を引き込み送血します。そのため血流は定常流であり、通常の収縮期血圧、拡張期血圧がはっきりとしない血流となります。

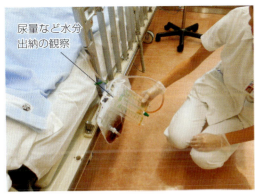
尿量など水分出納の観察

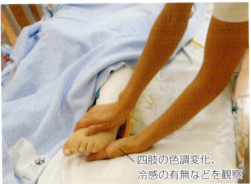
四肢の色調変化、冷感の有無などを観察

末梢循環不全の徴候がないか観察する

> **ナースの動きかた**
>
> 血圧計での測定が困難であり、術直後は観血的動脈圧測定を行いながら、循環を観察していきます。定常流型の循環は、拍動型と比べて毛細血管へ血流が運ばれにくくなり、特に術直後の末梢循環不全の状態では、容易に各組織への循環不全を起こしやすくなります。そのため術直後から尿量や乳酸値などに注意し、循環が保たれているかのアセスメントが必要です。

❷ 術直後の看護

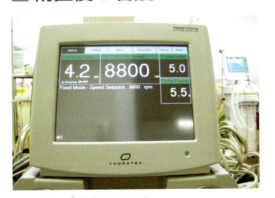
HeartMate® Ⅱ のコンソール

　植込型VADの術直後は、目標回転数とポンプ流量を観察するとともに、確実に機械が駆動しているかの観察を行います。基本的に、どの種類の植込型VADであっても、術直後の電源はAC電源から供給されるようにし、携帯型バッテリは離床が可能となってから使用します。

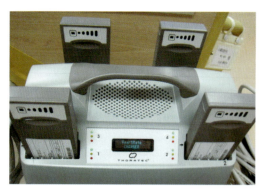

携帯用バッテリー

術後急性期は AC に接続したコンソールを使用します（P203 下図）。携帯用バッテリは充電しておき、離床開始後に使用します（左図）。

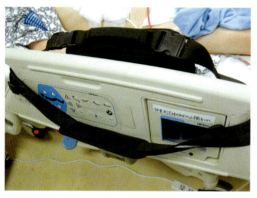

術直後はコントローラーの落下予防のため、ベッドに固定し落ちないようにする

ナースの動きかた

植込型 VAD のドライブラインは、体外設置型 VAD の送脱血カニューラと比べて細くて長いため、体位変換の際に体の下に敷き込んだり、屈曲したりしないように注意が必要です。

術直後の患者さんは鎮静中であったり、覚醒段階であっても十分に現状を認識できていないこともあり、意図せずコントローラーを触ったり、ドライブラインを引っ張ったりする可能性があります。そのため、循環や呼吸の観察を行うと同時に、安全面にも十分配慮しなければなりません。患者さんの状態の観察はもちろんのこと、安全に機械が駆動するような環境調整も、看護師の重要な役割の 1 つです。

3 疼痛コントロール

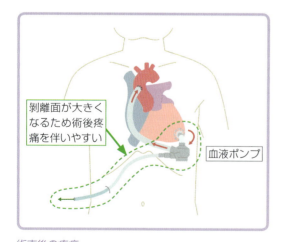

術直後の疼痛
体内に植え込まれているため術直後は疼痛を伴いやすい

　開心術後は疼痛コントロールが必須ですが、植込型 VAD も例外ではなく、術後疼痛を伴いやすくなります。通常の開心術による疼痛に加え、ドライブライン皮膚貫通部の痛み、さらに HeartMate® Ⅱ や EVAHEART™ はポンプポケットを作成しポンプを植え込むため、ポケット作成による疼痛も伴います（左図）。疼痛は離床の遅れにもつながるため、術直後から積極的な鎮痛を図り、痛みを軽減することが必要です。

4 ドライブライン皮膚貫通部の管理

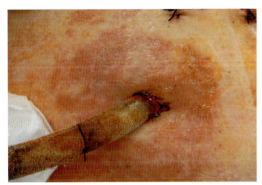

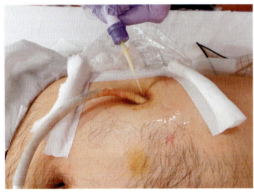

創部洗浄、消毒の様子

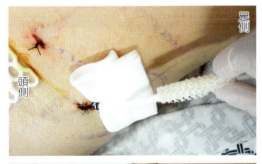

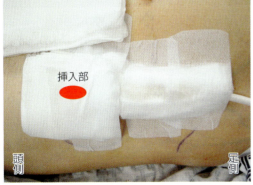

術後のドライブライン固定例

植込型VADは体内から1本のドライブラインが出ており、ドライブライン皮膚貫通部の管理は術直後から開始します。ドライブライン皮膚貫通部のトラブルは感染を引き起こし、ドライブラインを介して体内のポンプまで感染すると、ポンプ自体を交換せざるを得ません。そのためドライブライン皮膚貫通部周囲の状態と、感染がある場合には貫通部感染の悪化がないかを毎日観察し、ドライブインの確実な固定が必要となります。

ナースの動きかた

創部の消毒は、医師と共に術後1日目から毎日行います。
特に術直後は刺入部が血液などで汚染されている場合もあるので、しっかりと洗浄することが必要です（例：血液汚染などがあれば生理食塩液で洗う。その後イソジン®やオキシドールで洗浄し、固定する）。

ドライブライン皮膚貫通部に発赤や浸出液が出現した場合は、早期に医師に報告し、固定方法の変更を行います。術直後のドライブラインの固定は、ドライブラインの挿入の向き、高さなどを見ながら、ガーゼで高さを調節して固定します。ガーゼ以外でもさまざまな固定具を使用することもあります。

ナースの動きかた

直接ドライブラインにテープを巻き付けると、テープを剥がす際の刺激でドライブラインが破損する危険があります。そのため、ガーゼやオプサイト®POST-OPビジブルなどで保護するか、早期から固定具で止めるなどの工夫が必要です。

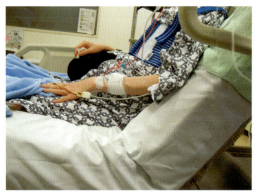
リクライニングポジション

ナースの動きかた

術直後の皮膚貫通部は、皮膚組織の循環も良好ではないため、創部の安静が必要です。患者さんの体位はリクライニングポジションを維持し、骨盤が立つようにポジショニングを行うことで、過度な皮膚の負担を避けることが可能です。また、離床開始となりベッドから降りる際は、皮膚貫通部とは反対方向に足を下ろすようにし、ねじれによる皮膚の負担を軽減します。

5 合併症の観察

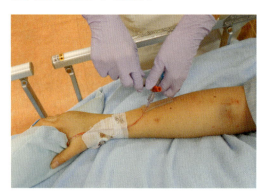
血液検査の実施

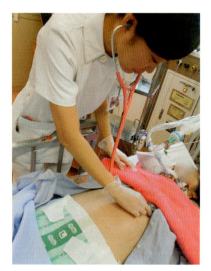
ポンプ音の聴診

　植込型VADの術後急性期の合併症として主なものに出血、血栓塞栓症があります。術直後の出血が安定した時点で、まずはヘパリンの持続点滴による抗凝固療法が始まります。至適APTT（活性化部分トロンボプラスチン時間）であるか観察するとともに、ドレーンからの排液量に注意し、出血傾向がないか観察していきます。そして内服が可能となればアスピリンとワーファリンが開始され、ワーファリン投与量はPT-INR（プロトロンビン時間国際標準比）で管理します。

　植込型VADは、体外設置型VADのように血栓が発生しているかどうかを目で見て確認できません。Pump FlowやPump Powerの値の変化や、麻酔からの覚醒時に痙攣を起こしていないか、また、神経徴候の悪化や各臓器の血栓塞栓徴候がないかなど、こまめな観察が必要となります。

ナースの動きかた

体内に植え込まれたポンプに血栓が発生した場合、ポンプの異音が発生します。異音に気付くためにも、まずは**ポンプ植え込み部周囲の聴診を行い、正常なポンプの音を把握する**ことが重要です（図1）。

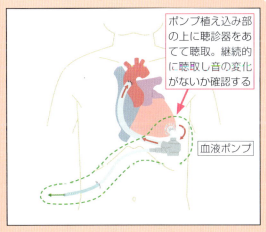

ポンプ植え込み部の上に聴診器をあてて聴取。継続的に聴取し音の変化がないか確認する

血液ポンプ

図1 ● ポンプ音のチェック

6 精神面に対する看護

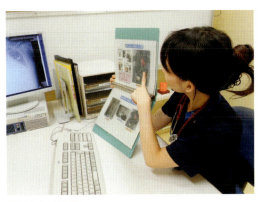

医師からの説明

ナースの動きかた

植込型VAD装着患者さんは退院し、心臓移植を待つことになるため、退院までに機械に対する知識を得ることはもちろんのこと、機械の操作においても自身で管理する必要があります。そのため、実際に装着された機械を見て、これからこの機械と共に生活を送ることができるのだろうかと不安に感じることがあり、術前に実際の機械を見てイメージを持つことも重要です。術前に術後の様子をイメージできていても、実際に術後の倦怠感や疼痛を感じることで不安が増強する可能性もあるため、患者さんの思いを傾聴し、退院に向けて意欲的に治療に臨めるように術直後から関わります。

まとめ

植込型VADは、非生理的な循環であることに加えて、手術の侵襲により術直後の循環不全には注意が必要です。さまざまな機種が保険償還されており、看護師は開心術後のアセスメントに加え、各機種の特徴をつかんだ上でアセスメントを行う能力が要求されます。

また、心臓移植のブリッジとして装着されることが多く、退院をめざし、その後、自宅で日常生活が送れるようになるためにも、術後急性期から患者さんへの動機づけを行い、治療に向かえるように関わることが必要です。今後さらに植込型VADの機器開発が進むことが予想され、医療の進化とともに、看護もより専門的なものとなる必要があります。

引用・参考文献

1) 許俊鋭ほか編. 実践！補助人工心臓治療チームマスターガイド. 東京, メジカルビュー社, 2014, 326p.
2) 西村元延ほか. " 補助人工心臓（VAD）・左室補助人工心臓（LVAD）". 新版 研修医・看護師・臨床工学技士のためのプラクティカル補助循環ガイド. 澤芳樹監. 大阪, メディカ出版, 2016, 174-251.
3) 小林順二郎ほか総監修. " 循環管理". 新版 国循 ICU 看護マニュアル. 大阪, メディカ出版, 2014, 40-6.

memo

第3章 VAD

7 植込型VAD装着の実際と回復期看護のポイント

国立研究開発法人 国立循環器病研究センター看護部重症心不全・移植病棟
看護師
永井孝明 ながいたかあき

さくっと理解！

　植込型VAD装着の特徴は、循環動態安定後に在宅で療養できることです。そのためには、患者自身でVADの管理ができることが必要です。患者自身で機器の管理ができるように、患者さんと介護人に対して、講義→消毒指導→シャワー浴指導→外出トレーニング→外泊トレーニング→退院へと、プログラムに沿って介入していきます。機器の自己管理に対する指導はもちろんのこと、バイタルサイン、ポンプの駆動状態を示すパラメーター、腎機能、栄養状態、精神状態なども日々観察します。体外設置型VADの回復期看護と同じく、脳血管疾患の症状の観察、感染症予防のためのドライブライン創部の観察、精神症状の観察を行い、積極的にリハビリに取り組めるように介入していくことが必要です。

コマ送りでイメージ！

1 退院に向けた教育の方法

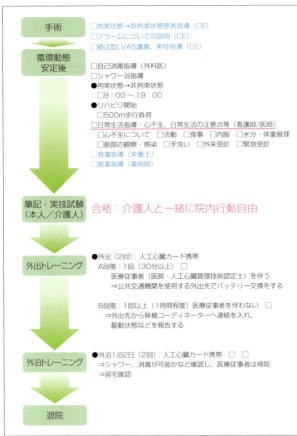

当院での HeartMate®II 退院プログラム

植込型 VAD 装着後、術創部の状態や疼痛、さらには循環動態が安定してくると、退院プログラムに沿って患者・家族指導を進めていきます。多くの場合、術前に心不全により長期床上安静を余儀なくされ全身の筋力が低下しているため、まずは医師・理学療法士と協力し、段階的にリハビリを進めて、退院プログラムに耐えうるよう体力・筋力を向上させます。

ナースの動きかた

患者・家族は機器に対して恐怖心を持っていることが多いため、看護師はリハビリや日常生活援助を行う中で、機器管理の方法や注意点などを説明し、徐々に機器に慣れてもらい、退院プログラムを円滑に進められるように関わります。

2 講義

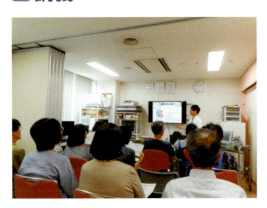

講義は、患者さんと介護人になる家族を対象に3回行います。機器については臨床工学技士が担当し、日常生活の注意点については看護師資格を有する人工心臓管理技術認定士が担当しています。講義内容は、1回目「機器の概要」、2回目「アラーム、緊急時対応」、3回目「日常生活の注意点」で、それぞれ約2時間で行われます。講義中に気分不良などを起こす可能性もあるため、看護師は適宜休息を挟むなどし、患者さんの状態に

注意しながら講義を運営していきます。2回目のアラームや緊急時の対応についての講義終了後から、日々のバッテリ交換は、患者さんが看護師の見守りのもとで行います。また、筆記試験・実技試験合格に向けて、患者さんや家族にデモ機を使用しながら練習をしてもらえるように日程調整を行い、指導します。

3 テスト

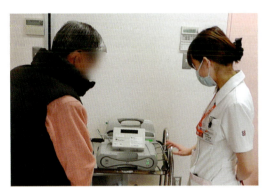

3回の講義終了後、筆記試験・実技試験を行います。試験内容や合格基準は機器の種類により異なりますが、筆記試験では主に機器の概要などを問い、実技試験はバッテリ交換や大規模災害時の対応・緊急時の対応などについて、デモ機を使用して行い、患者さんや家族が理解し技術を習得できているかを人工心臓管理技術認定士が判断します。

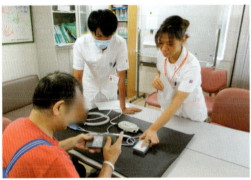

ナースの動きかた

患者さんや介護人を希望する家族の中には、高齢者も増え、知識・技術の習得に時間を要する場合があります。その際は、どのような点に関して理解ができていないのかを把握し、家族の協力を得ながら、個別に計画を立案してサポートしていく必要があります。

4 創部処置・管理方法

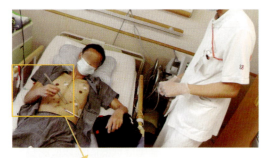

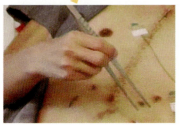

　創部管理は、術後早期には医療者によって行われ、患者さんの全身状態、創部の状態が安定すれば、自己消毒の練習を積み自己管理へと移行していきます。
　チェックリストに沿って消毒手技・理解度の確認をしていきます。患者さんを指導するにあたり、看護師の知識・技術を補う必要があります。人工心臓管理技術認定士を中心とし、スタッフ間で指導内容を確認します。自己消毒テストは看護師と認定士2名でチェックし、合否を判断します。

5 ドライブライン固定方法

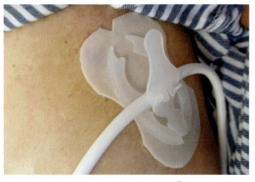

ドライブラインの固定（HeartMate®Ⅱの場合）

　一例を示します。
①固定具は剝離剤を用いて剝がします。
②剝がした部分はクレンジング剤を用いて、のりが皮膚に残らないようにしっかりとクレンジングします。
③クレンジング、保湿ができれば被膜剤を塗布します。
④決められた位置に固定具を貼付します。
⑤ドライブラインを固定します。

6 局所陰圧閉鎖療法（VAC治療）の一例

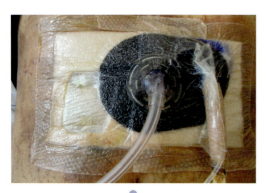

　自己消毒が開始されても、1回／週で外科医師が回診して創部状態をチェックし、悪化があれば処置の変更や、自己消毒の中止の指示があります。術創部やドライブライン皮膚貫通部に難治性の感染を合併した場合には局所陰圧（VAC）療法を実施することもあります。

7 シャワー浴の方法

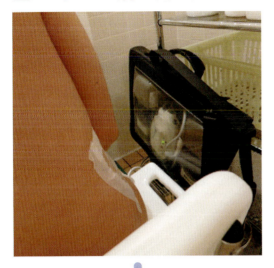

　シャワー浴開始時期の目安は、緊急時の対応の講義を受講後、医師の許可を得て開始します。

　開始にあたっては、チェックリストをもとに、補助人工心臓管理技術認定士が、実際のシャワー浴の方法を説明し導入されます。

8 外出トレーニング

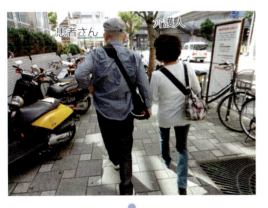

　患者さんと介護人が筆記試験・実技試験に合格すると、外出トレーニングを行います。外出トレーニングの回数は機器の種類により異なりますが、1回目は医療者（医師と人工心臓管理技術認定士1名もしくは人工心臓管理技術認定士2名）が同行し、2回目は患者さんと介護人のみで行います。外出トレーニングでは、患者・介護人が退院後に安心して過ごせるように、機器の取り扱いや日常生活の中での注意点を外出中に指導していきます。

9 外泊トレーニング

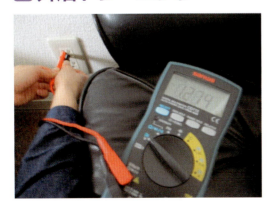

　外出トレーニングが終了すると、医療者が同行する居宅調査と患者・家族だけで行う外泊トレーニングを行います。居宅調査では外泊時に必要な3P電源コンセントやベッド・シャワー椅子などがそろっているか、また安全に在宅での生活が行えるかなど、医療者（医師と臨床工学技士と看護師資格を有する人工心臓管理技術認定士）が自宅に同行し、確認します。また、実際に患者さんは医療者の前でシャワー浴を行い、その後ドライブライン皮膚貫通部の消毒も行ってもらいます。

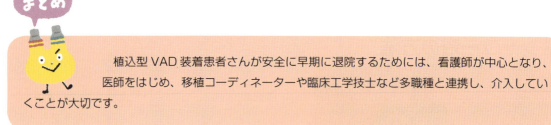

まとめ

植込型 VAD 装着患者さんが安全に早期に退院するためには、看護師が中心となり、医師をはじめ、移植コーディネーターや臨床工学技士など多職種と連携し、介入していくことが大切です。

memo

第3章 VAD

8 植込型VADの患者教育のポイント

国立研究開発法人 国立循環器病研究センター看護部
副看護師長
堀 由美子 ほりゆみこ

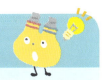

さくっと理解！

　植込型VADは、心臓移植適応患者さんにおいて心臓移植の橋渡し（bridge to transplantation；BTT）として用いられます。そのため、心臓移植を含め、植込型VAD治療を受けるかどうかの意思決定を行います。

　植込型VAD装着後、患者さんは機器のトレーニングを受けた介護者と24時間一緒に生活しなければなりません。患者さんのみならず、家族・親族も含めた体制で治療を受けることを理解し、機器の取り扱い、生活における注意点やルールを守り、この治療に臨まなければなりません。そのため、患者・家族がこの治療を理解し、その上で選択できるように医師、看護師、レシピエント移植コーディネーター（recipient transplant coordinator；RTC）、臨床工学技士（CE）、医療ソーシャルワーカー（MSW）など、チームで情報の共有、教育、連携を行うことが大切です。

1 手術前

1．植込型VAD装着後の生活についてのイメージづくり

　医師は、心臓移植、植込型VAD治療や合併症、家族支援体制の必要性などを患者・家族に説明します。RTCあるいは看護師（RTC不在の施設は看護師が担うことになります）は、植込型VAD装着前後の流れ、在宅プログラムとトレーニング内容、在宅管理を行うための自宅の準備や日常生活ケアに必要な物品、引っ越しが必要な場合はどのような家を借りるか、術後ドライブライン皮膚貫通部の悪化を防ぐための動作と生活環境、植込型VAD装着後の生活について、パンフレットを用いて説明します**（図1）**。

　植込型VADの機種が決まったら、デモ機を用いて機器を実際に触り、どういう生活になるかイメージを持ってもらうとともに、テキストを配布し、学習を開始します。また、当院では植込型VADを装着後の患者・家族に会って話を聞く場を設けています。植込型VADを実際に装着した患者・家族に会って、植込型VAD装着患者・家族の話を聞くことは、生活のイメージにつながるだけでなく、同じ立場で闘病している人がいることで得られる安心感や目標につながります。

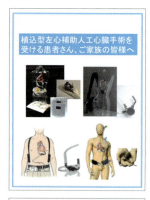
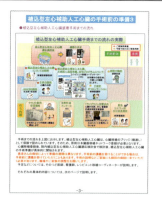
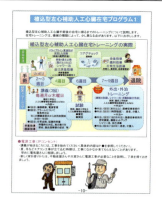
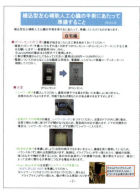

説明内容…植込型 LVAD について
- 植込型 LVAD とはどういうものか（機械について、心不全治療、BTT）
- 安全管理基準における家族支援体制の構築の必要性、居住地の検討
- 社会体制の現状→家族が担う部分が大きい現状
- 植込型 LVAD 装着後の生活について
- 植込型 LVAD 装着手術前後の流れ
- 自宅・日常生活における準備（ドライブライン皮膚貫通部の悪化を防ぐ環境）
- 在宅プログラムの具体的内容
- 社会復帰の現状など

図1 ● 植込型 LVAD 説明用パンフレット（抜粋）

2. 家族支援体制の構築

　植込型 VAD は、植込型 VAD 在宅安全管理基準（**表1**）に沿った家族による支援体制を構築することが必要です。

　患者さんは認定植込型補助人工心臓実施施設から緊急車両で2時間圏内に、トレーニングを受けた介護者（ケアギバー）とアラームの聞こえる範囲内で同居しなければなりません。家族支援体制は、誰がどのように24時間365日患者さんをサポートするか、患者・家族の生活を踏まえ、具体的な支援体制をつくらなければなりません。介護者は1名以上、複数としていますが、多いほうが望ましいです。そのため、家族のみならず、親戚も含めた家族支援体制を構築できるように、植込型 VAD 装着後の生活について具体的に情報提供を行います。

　患者・家族にとって、24時間サポートする体制をつくることは大変です。患者さんは、植込型 VAD を装着することで心不全が改善するため、入退院を繰り返していたときと比べると日常生活を円滑に行うことができます。そのため、植込型 VAD 装着患者さんの介護は、一般的な「介護」のイメージと異なります。しかし、植込型 VAD による心不全治療を受ける患者さんは、心臓移植が必要なほどの重症心不全であることを十分理解し、この治療を受けることができるようにすることが大切です。

表1 ● 植込型VAD在宅安全管理基準（補助人工心臓治療関連学会協議会）

項目	内容
①在宅治療体制	補助人工心臓を扱う病院医療チームをはじめ、患者自宅復帰の実現に向けて体制を整え、在宅経過観察基準を整えること
②患者・介護者の遵守事項	患者および介護者の遵守事項を定めること
③退院許可基準	住宅条件を含めた退院許可基準を定めること
④緊急時対応	在宅時における緊急時の患者、介護者および病院の対応方法を明らかにするとともに、必要な機関（消防など）への協力要請を行うこと 24時間対応が可能であること
⑤機器モニタリング	在宅時の患者および機器のモニタリング方法を整えること
⑥機器保守点検	機器の保守点検法を整えること
⑦トラッキング	治療成績評価のためのレジストリーを構築すること

文献1より引用改変

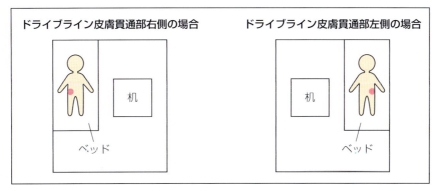

図2 ● ドライブライン皮膚貫通部感染予防を踏まえたベッド配置
必ずベッドは壁につけ、コントローラーがベッドから落ちないようにする。

3. 自宅準備

　自宅の準備の説明は、当院ではRTC（RTCがいない施設は看護師）が行います。自宅の準備が問題ないかどうかは、外泊トレーニング時に確認します（p.220「植込型VADの外出・外泊トレーニングのポイント」参照）。

●機器に関すること

　植込型VADは、電源確保のために3Pコンセントの設置（寝室と予備用の2カ所）、機器を置く場所を準備します。シャワー浴時は、緊急時に備え、浴室ドアの状態を確認し、ドアの開閉向きによってシャワーカーテンを設置します。また、転倒予防とドライブライン皮膚貫通部感染の予防のために、シャワー椅子や脱衣所に椅子を置くなど安全面の配慮が必要です。

●ドライブライン皮膚貫通部感染予防に関すること

　ドライブライン皮膚貫通部感染を防ぐためは、生活スタイルが大切です。生活は、おなかのしわや脂肪でドライブライン皮膚貫通部に負担をかけないために、椅子やベッド（電動ベッドが望ましい）

表2 ●合併症予防における日常生活指導内容

機器トラブル	感染症予防	脳血管障害予防	そのほか
● 機器の概要 ● 電源管理 ● アラームについて ● 緊急時対応 ● 日常点検 ● 就寝時の準備 ● 停電時の対応 ● 外出時 　- 持参物品 　- 介護者の立ち位置 　- 公共交通機関の乗り降り 　- バッテリ交換時の注意点 ● シャワー浴の方法 ● ドライブライン保護方法 ● ケーブル類の取り扱い	● ドライブライン皮膚貫通部の感染予防方法 　- 自己消毒方法 　- 観察方法とポイント 　- スキンケア方法 　- ドライブライン固定方法 　- ベッドからの起き上がり 　- ドライブライン皮膚貫通部悪化を防ぐための動作と姿勢 　- 家事など 　- 自宅準備（ベッドの位置、シャワー椅子など） 　- シャワー浴の方法 　- 体重コントロール ● 感染予防 　- 手洗い、うがい	● 脳梗塞 ● 脳出血の症状について ● 水分摂取 　- 水分摂取量 　- 水分の摂りかた 　- シャワー浴前後の水分摂取 ● 抗凝固療法 　- コアグチェック®使用方法とワーファリン調整の実際（薬剤師） 　- ワーファリンと食事・服薬指導（薬剤師／管理栄養士）	● 心不全指導 ● 栄養指導：減塩（管理栄養士） ● 二重負荷の回避 ● 禁酒・禁煙 ● 服薬指導（薬剤師） ● 体重コントロール

を用います。また、ベッドの配置は、ベッドから降りるときにドライブライン皮膚貫通部に負荷をかけないように、ドライブライン皮膚貫通部と反対側から降りるようにします **（図2）**。消毒は、物品の置き場を確保し、消毒時にドレッシング材やドライブライン固定を確実に行うことができる場所で行います。

2 手術後

1. 植込型VAD装着患者さんの教育

　植込型VAD装着後の教育は、主に機器のトラブル、感染症、脳血管障害といった植込型LVADの合併症を防ぐことと、心不全指導を看護師、CE、RTC、薬剤師、管理栄養士が行います。教育内容を**表2**に示します（p.198「植込型VAD装着の実際と回復期看護のポイント」参照）。

　自己管理は、生活習慣にすることが大切です。生活習慣にすることで、患者さんの負担感を軽減するとともに、安定した管理を長期にわたって継続することができます。それにより、患者さんの状態が安定し、自宅で暮らすことができるため、植込型VAD装着患者さんのQOL向上につながります。

2. メンタルケア

　患者・家族は術後さまざまな思いを持ちます**（表3）**。高齢者の介護者は、機器のトレーニングが開始され、負担感が増すようであれば、すぐに医師、看護師、RTCなどに相談するように伝えます。介護者が自分に自信をなくし、これまで行っていた社会参加を退くことがあるからです。医療スタッフは、患者・家族が乗り越えていけるように、積極的傾聴と受容と共感を繰り返し、チームで情報を共有しながら、メンタルケアを行うことが大切です。

218　HEART nursing 2017 秋季増刊

表 3 ● 患者・家族の思い

患者さん	家族
●手術前のイメージとのギャップ 　- 思った以上に体がしんどくて（動けなくて）本当に手術をしたほうがよかったのだろうか 　- 機械が重たくて、本当に生活できるのだろうか 　- 治療選択に対する迷い、後悔 ●在宅プログラム開始後 　- 自分の体の管理と機器のトレーニングと両方を行うのは大変 　- 次から次へとしなければならないことが増える 　- なかなか覚えられない 　- 気持ちの焦り、余裕がない 　- 負担感 ●動けるようになり自立できる時期 　- 家族に迷惑、負担をかけている 　- 家族を巻き込んで本当によかったのだろうか	●在宅プログラム開始後 　- 機械が覚えられない 　- 自分が足をひっぱっている 　- してあげたいが、できない自分を実感 　- 焦り、いら立ち、自責の念 ●在宅プログラム後半 　- 患者さんと常に一緒にいることへの拘束感、不安感

まとめ

植込型 VAD 装着患者さんの教育は、患者さんのみならず、家族もこの治療を理解し、治療に参加するように働きかけることが重要です。そのためには、患者・家族がこの治療を選択する段階で、治療の特殊性を理解できるよう、医師、RTC もしくは看護師が具体的に情報を提供すること、十分に説明することが大切であり、手術前から教育はスタートしています。

引用・参考文献

1) 補助人工心臓治療関連学会協議会．植込型補助人工心臓の使用に係る体制等の基準案について．日本臨床補助人工心臓研究会（JACVAS）．https://www.jacvas.com/application/2/standard/（2017 年 7 月閲覧）
2) 医学通信社編．"K604-2　植込型補助人工心臓（非拍動流）"．診療点数早見表 2016 年 4 月版．東京，医学通信社，2016，672.
3) 堀由美子．重症心不全患者のケアの実際．HEART．2（11），2012，67-74.

第3章 VAD

9 植込型VADの外出・外泊トレーニングのポイント

国立研究開発法人 国立循環器病研究センター看護部移植医療部
副看護師長
三好英理 みよしえり

さくっと理解！

　植込型補助人工心臓（VAD）装着後、退院プログラムに沿って、患者・介護人の指導を開始します。講義・試験・シャワー浴・自己消毒の方法など、必要な知識・技術を習得した後、自宅へ帰るための準備が始まります。これが外出・外泊トレーニングです。
　外出トレーニングは、患者・介護人が共に歩く際の互いの立ち位置、公共交通機関を利用する際の注意点、外出先でのバッテリー交換などを細かく指導します。
　外泊トレーニングでは、退院後在宅で生活ができるよう、安全に機器が取り扱えるか、シャワー浴・自己消毒が行えるか、また、それぞれのライフスタイルがどうなのかなどのチェックを行います。これをふまえて、植込型VADを装着した患者・介護人が、安全・安楽に日常生活に戻れるよう、支援することが重要になります。

コマ送りでイメージ！

1 外出トレーニング

①外出時の必要物品
②雨天の場合の準備物品とその使用方法
③介護人の歩く位置と注意点
④公共交通機関の乗降方法と座り方、混雑時の回避方法
⑤エスカレーターの乗降方法と立つ位置
⑥外出先でのトイレの確認
⑦外出先でのバッテリー交換とアラーム音の確認

指導内容

　当センターでは、1回目は医療者（医師と人工心臓管理技術認定士1名、もしくは、人工心臓管理技術認定士2名）が同行し、2回目は患者さんと介護人のみで行います。院内はバリアフリー化されているため比較的スムーズに行動することができますが、外出先は段差や階段があり、歩行者も多く、身体的・精神的に消耗し、外出中・外出後に体調不良をきたす可能性があります。注意して観察しましょう。

1. 外出時の必要物品

- ★予備コントローラー
- ★聴診器
- ★携帯電話
- ★雨具
- ★外出許可書
- ★満充電のバッテリー（準備するバッテリー個数は機種により異なる）
- ★患者緊急カード
- ★水分
- ★ビニール袋2枚（雨天時にコントローラーと予備コントローラーを覆うため）
- ★季節ごとの準備（夏：日傘や帽子、冬：防寒具）

準備物品（左記）は、事前に患者・介護人に説明し、用意してもらいます。

2. 雨天の場合の準備物品とその使用方法

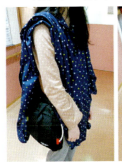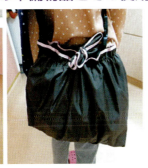

レインコート・防水の袋（ビニール袋やエコバッグなど）を用意してもらいます。

★質問・回答例

 傘はダメですか？

 傘でもよいですが、緊急時に対応するために両手がすぐに使える状態が望ましいです。

3. 介護人の歩く位置と注意点

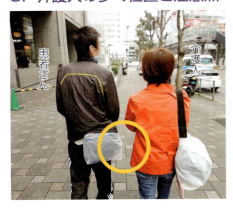

経皮ドライブラインが出ている側に介護人が立ち、機器を挟み込むように歩くことで、人を通すことを防ぎ何かに引っかかるリスクを減少させます。歩道に停めてある自転車やバイクにも注意が必要です。

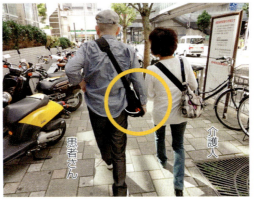

4. 公共交通機関の乗降方法と座りかた、混雑時の回避方法

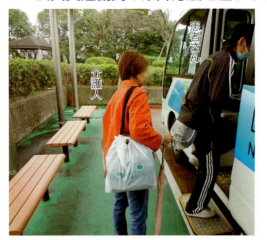

【乗車時】患者さんが倒れてきた際に支えられるよう、患者さんの後ろに介護人が立ちます。

【降車時】降車時、介護人は患者さんの前後どちらでもよいです。

> **ドクターの考えかた**
>
> 介護人が前の場合は、患者さんの表情を見て異変に気付けますが、小柄な介護人であれば一緒に倒れる恐れがあります。介護人が後ろの場合は、患者さんの表情を見ることはできませんが、一緒に倒れる可能性が低くなります。

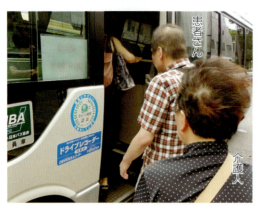

乗車時

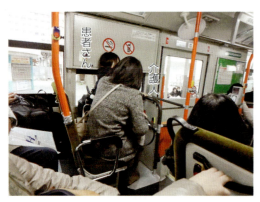

座りかた：ドライブインを挟むように座る

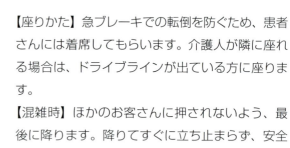

【座りかた】急ブレーキでの転倒を防ぐため、患者さんには着席してもらいます。介護人が隣に座れる場合は、ドライブラインが出ている方に座ります。

【混雑時】ほかのお客さんに押されないよう、最後に降ります。降りてすぐに立ち止まらず、安全な場所まで行き、態勢を整えてから行動します。

5. エスカレーターの乗降方法と立つ位置

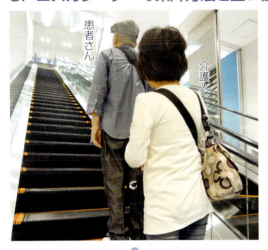

昇り方・降り方は共に、公共交通機関での乗り降りと同じです。

★指導のポイント

ほかの歩行者による追い越しがあると危険なので注意しましょう。

6. 外出先でのトイレの確認

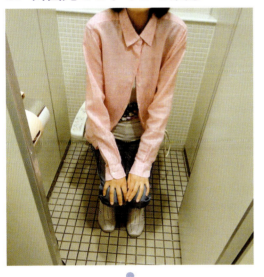

　公共トイレは病院のトイレと比較し、狭く、トイレの高さも低いため、確認が必要です。

　初めて行く場所の場合は、あらかじめトイレの場所を確認します。

　介護人が異性の場合は外で待つため、患者さんは携帯電話を持っていき、連絡をとれるようにします。

7. 外出先でのバッテリー交換とアラーム音の確認

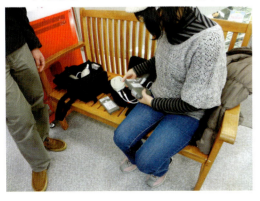

　バッテリー交換は安定した場所で行います。また、外出トレーニング中はアラームランプ・バッテリー残量をこまめに確認します。

> **臨床工学技士の見かた**
>
> 人混みの中では、アラーム音の聞こえかたが病院とは異なります。これを知ってもらうことは大切です。

❷ 外泊トレーニング

①自宅前の道路幅・エレベーター・階段など緊急搬送が可能かどうか
②自宅内バリアフリーの有無
③日常生活上の問題点の有無
④浴室、トイレ使用時の問題点の有無
⑤3穴電源コンセントの電圧確認およびブレーカー配置の状況、電化製品使用時の電圧低下の有無
⑥自宅でのシャワー浴や自己消毒が可能かどうか

確認内容

外泊トレーニングは、2回行いますが、1回目の外泊トレーニングは安全に在宅での生活が行えるよう、医療者（医師と臨床工学技士と看護師資格を有する人工心臓管理技術認定士）が自宅に同行して行います。在宅環境に不備がないかを確認し、万が一安全に在宅での生活が行えないと判断した場合には、患者・介護人に説明し、外泊トレーニングは中止します。

1. 自宅の間取りの確認

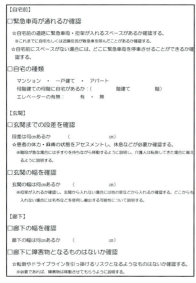

確認内容の①〜③をチェックし、問題点がある場合は、その場で対処方法を考えます。

自宅の間取りを調べ、左のチェック表を用いて確認します。

2. 浴室、トイレ使用時の問題点の有無

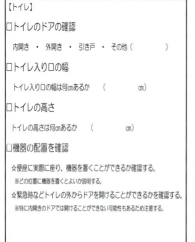

十分なスペースや必要な物品がそろっているかなどを、左のチェック表を用いて確認します。

3. 電圧とブレーカー状況の確認

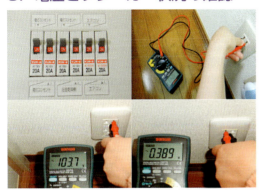

3穴電源コンセントの電圧確認およびブレーカー配置の状況、電化製品使用時の電圧低下の有無をチェックします。

★質問・回答例

2穴電源コンセントを3穴電源コンセントにするだけではダメですか？

医療機器なので、アースの確認が重要です。また、エアコンや電子レンジなど電圧を多く使うところとは回線を分けてもらいます。

4. 自宅でのシャワー浴や自己消毒が可能かどうか

自宅でシャワー浴・自己消毒を行います。病院とは異なる環境でも安全に、また清潔・不潔をしっかりと守り実施できているか確認します。

まとめ

患者さん・介護人は、外出・外泊トレーニングを実際に行う中で、在宅でのイメージが具体的になってきます。大切なことは、その中で、患者さん・介護人のライフスタイルに応じた指導を行うことです。外出・外泊トレーニング1回目の後、入院中に行うべき課題が明確になるので、看護師は退院までに課題を解決できるよう患者さんと話し合い、サポートしていく必要があります。

第3章 VAD

10 VAD の合併症

国立研究開発法人 国立循環器病研究センター移植医療部
中島誠子 なかじませいこ

さくっと理解！

　日本では、2011 年 4 月に植込型非拍動流型左心補助人工心臓（植込型 LVAD）が保険償還され、体外設置型 LVAD が主流であった時代と比較すると LVAD の合併症は大きく減少し、術後の 1 年生存率は 90％を超えると報告されています[1]。しかし、LVAD の合併症は心臓移植待機中、移植後の QOL に大きく関わるため、その予防と治療はいまだに重要な課題です。

　術後慢性期の合併症としては、脳梗塞や脳出血などの脳血管合併症のほか、感染症、右心不全、出血、大動脈弁逆流、不整脈、ポンプの機能不全が挙げられます[2]。国際的な人工心臓のレジストリーである INTERMACS の年次報告では、植込型 LVAD の合併症としては、出血および感染症が多いと報告されています[3]。長い補助期間を安定して過ごすには、ドライブラインや送脱血管の皮膚貫通部創部感染対策が非常に重要であり、心臓外科医、循環器内科医、人工心臓管理技術認定士（レシピエント移植コーディネーターや臨床工学技士など）、病棟ナース、WOC ナース（皮膚・排泄ケア認定看護師）による連携が必要です。

　そのほか、脳血管合併症は患者さんの予後と QOL に大きく影響するため、適切な抗血栓療法や水分管理による予防、発症後の速やかな対応が必要です。

1 LVAD の主要な合併症

　LVAD の主要な合併症を、**表 1** に記載します。これらの中で、LVAD 患者さんの病棟看護の上で特に重要な合併症をピックアップして解説します。これらは、植込型 LVAD、体外設置型 LVAD、いずれにも起こりうるものですが、植込型 LVAD に特に多いものとしては、大動脈弁逆流や消化管出血が挙げられます。

2 右心不全

　術後急性期には、LVAD の左心補助により循環血液量が増加し、右心系前負荷が増加するため、

表1 ● LVAD術後の合併症

術後急性期		術後慢性期	
● 心嚢液貯留・心タンポナーデ ● 出血 ● 血栓・動脈塞栓症 ● 感染症（菌血症・敗血症・縦隔炎など） ● 脳血管合併症（脳梗塞・脳出血など） ● 心不全（右心不全を含む） ● 肝腎機能障害	● 呼吸不全 ● 不整脈 ● 精神障害 ● 静脈塞栓症 ● 溶血 ● 創部トラブル ● 消化管合併症 ● 栄養障害 ● 装置の不具合	● 脳血管合併症（脳梗塞・脳出血など） ● 感染症（ドライブライン・送脱血管皮膚貫通部の感染・菌血症、ポンプポケットの感染など） ● 右心不全 ● 出血（消化管出血・筋肉内出血・鼻出血など） ● 大動脈弁逆流 ● 不整脈	● 血栓・動脈塞栓症 ● ポンプの機能不全

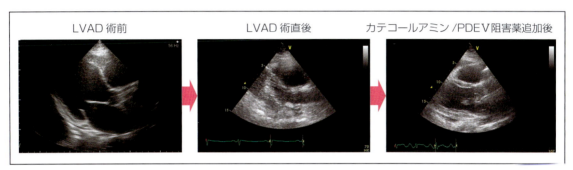

図1 ● 右心不全の治療経過（心エコー検査）

それまで目立たなかった右心機能障害が顕在化し、右心不全を呈することがあります。また慢性期には、LVADが左心室から持続的かつ過剰に脱血するために、心室中隔が左方偏位し、右心室の形態を変化させて右室収縮障害を引き起こしたり、原疾患が悪化したりして、右心不全を発症します。そのため、術前に三尖弁逆流や三尖弁輪の拡大を認める場合には、LVAD装着術時に三尖弁輪形成術を追加することが考慮されます。

術後にポンプの回転数に応じたLVADの流量が得られない場合や、胸腹水貯留、四肢の浮腫、食欲低下などの症状が遷延する場合には、右心不全を疑い、心エコー検査にて左心室のサイズなどを測定し、十分な血液が右心系から左心系に送られていることを確認する必要があります（左室径の縮小は右心不全を疑う所見です）**（図1）**。

治療手段としては、LVAD設定の調整、利尿薬や補液による循環血液量の調整のほか、右心補助のためのカテコールアミン、PDEⅢ阻害薬の持続静注、ピモベンダン、PDEⅤ阻害薬の内服に加え、肺血管抵抗を下げる目的での一酸化窒素を使用しますが、それでも循環維持が困難であり、臓器障害が進行する場合には、右室補助人工心臓が必要となります。

3 感染症

術直後は全身状態が悪いことが多く、創部感染のほか、呼吸器感染症、尿路感染症、カテーテル関

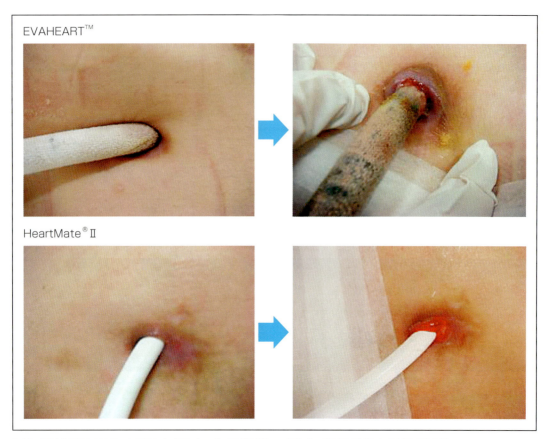

図2 ●植込型LVADのドライブライン皮膚貫通部の感染症（健常創部 ➡ 創部悪化時）

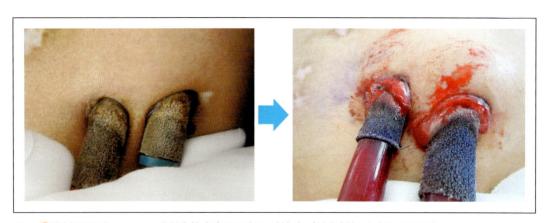

図3 ●体外設置型LVADの送脱血管皮膚貫通部の感染症（健常創部 ➡ 創部悪化時）

連血流感染症〔中心静脈カテーテル、末梢挿入型中心静脈カテーテル（PICC）など〕、縦隔炎などのリスクがあります。

　慢性期に及ぶ感染症としては、ドライブラインや送脱血管皮膚貫通部の感染症があります**（図2、3）**。通常、心臓血管外科手術術後には早期離床が推奨されていますが、ドライブライン皮膚貫通部の創傷治癒過程での過剰なリハビリは、外力による貫通部の癒着形成の阻害や剥離を起こし感染の引

き金となるため、術後1週間程度は過度なリハビリを控え、創傷治癒を優先させます。術後は定期的なシャワー浴による創部や周囲の皮膚の保清、貫通部の洗浄・消毒を行い、患者さん個々の体格に応じたドライブライン固定方法を調整します。また、筆者の施設では外来で1カ月に1回、貫通部の監視培養（常在菌の確認と菌量の把握）を行っています。

貫通部感染は早期介入が重要であり、進行するとドライブラインに沿って縦隔やポンプポケットまで感染が到達する危険性があります。入院、外来に関わらず、貫通部の腫脹・熱感・出血・浸出液・におい・発赤・疼痛のはか、不良肉芽の増生などがあれば、ただちに診察を行います。軽症の場合は、洗浄・消毒・局所処置や固定方法の調整、抗菌薬投与で改善しますが、重症化する場合には、外科的デブリードメント、陰圧閉鎖（VAC）療法や開窓術、時にはLVADの交換が必要になります。感染の深達度評価には、CTやガリウムシンチグラフィを使用します。

4 脳血管合併症（脳梗塞・脳出血など）

LVAD術後の脳血管合併症としては、脳梗塞・脳出血のほか、くも膜下出血（感染性動脈瘤破裂や頭部外傷も含む）や硬膜下血腫があります。後遺症状が残ると、LVAD離脱後や心臓移植後のQOLにも影響が出ます。また、脳ヘルニアをきたした場合には致命的となります。発症後は、早急な脳神経内科医および外科医へのコンサルテーションが必要です。

LVAD術後の脳梗塞の主な原因は、ポンプ内血栓や、脱血管周囲の「wedge thrombus」と呼ばれる血栓を塞栓源とする血栓塞栓症です。発症後は、ヘパリンの持続静注や抗凝固療法の調整、補液により治療を行います。カテーテルによる脳血管治療を行うこともあります。梗塞範囲が広い場合には、抗血栓療法により出血性梗塞となることもあり、注意が必要です。

脳出血は、出血サイズが小さいものは抗血栓療法を弱めることにより経過をみる場合もあります。出血サイズが大きいものは、抗血小板薬の中止とともに、新鮮凍結血漿（FFP）や乾燥人血液凝固第IX因子複合体製剤（PPSB®-HT）投与により、PT-INR（プロトロンビン時間国際標準比）1.5〜1.2以下を目標に抗凝固療法を積極的に抑制し、発症後24〜48時間程度は止血を優先して治療します。出血が拡大するときには、開頭血腫除去を考慮します。

脳血管合併症は、多くは頭痛や嘔吐、めまい、四肢麻痺、構音障害、視野障害などの神経症状で発覚しますが、非典型的な症状を認めることもあります。筆者らも、発熱を主訴に緊急受診し、脳出血が判明した症例を経験しています。脳血管合併症が疑われる場合には、躊躇せずにCTを施行する必要があります。

5 出血

LVAD術後は、抗血栓療法などの要因により出血傾向をきたしており、さまざまな出血性合併症を認めます。

欧米諸国からの報告[4]では、植込型LVAD術後、消化管出血を非常に高率に認めるとされます。

原因として、LVAD装着後の後天性 von Willebrand 症候群による消化管の血管形成異常（angiodysplasia）からの出血が報告されています[4]。そのほか、潰瘍性病変や、腫瘍性病変、痔核なども出血源となり、抗血栓療法により吐下血のコントロールが困難な場合もあります。日本ではLVAD患者さんの平均年齢が低いためか、欧米諸国の報告ほど消化管出血が多い印象はありませんが、今後増加してくる可能性があります。術前に、可能な範囲で上下部消化管の内視鏡的スクリーニングを実施し、治療を行っておくことも重要です。

　治療としては、一時的に絶食したり抗血栓療法を弱めたりしますが、出血のコントロールがつかないときは、内視鏡的に止血を行います。筆者の施設では、抗血小板薬を長期間中止することで軽快した症例を経験しています。

　そのほか、筋肉内出血や鼻出血をしばしば認めます。

6 不整脈

　LVAD術後は、心不全の改善により内因性のカテコールアミンが減少し、心室不整脈の頻度は減ることが多いです。また、LVAD補助下であれば、心室不整脈が発生しても、一定期間血行動態は維持されるため、まずは薬物的除細動を試みる時間的余裕があることが一般的です。しかし、不整脈が長時間持続した場合や、症例によっては比較的早期に右心機能の低下からポンプ拍出量が維持できなくなることがあるため、その場合は積極的な電気的除細動を行います。LVAD患者さんでは、心室不整脈発症時にも血行動態が維持され、意識が保たれることが多いため、筆者の施設では原則的に両室ペーシング機能付き植込み型除細動器（CRT-D）や植込み型除細動器（ICD）の治療設定を、心室細動時のショック作動のみとしています。

　また、左心室の形態の変化や脱血管の固定位置不良などの理由により、左室心尖部の脱血管が心室壁に接触し、機械的な刺激を与えることで、心室不整脈の起源となることがあります。LVADのポンプ回転数の調整により補助流量を落とすことや、補液により前負荷を増やすことにより改善が得られないときには、外科的な脱血管の位置調整を考慮します。

　心房不整脈も、強い自覚症状や、心不全悪化の原因となる場合には、抗不整脈薬によるリズムコントロールや電気的除細動を行います。

7 大動脈弁逆流

　LVAD術後は、拡張期血圧が上昇する一方、左室拡張末期圧が低下しますが、特に自己心機能の悪い症例では、大動脈弁が開放せず大動脈弁の変性（弁尖の癒合）をきたし、大動脈弁逆流（図4）をきたしやすくなるといわれています[5]。特に、連続流タイプである植込型LVADで多く認めら

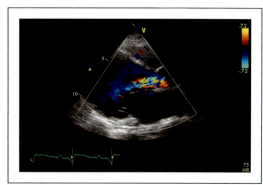

図4 ● 大動脈弁逆流（心エコー検査）

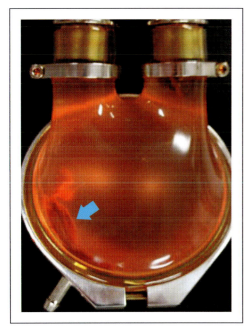

図5 ● 体外設置型LVADのポンプ内血栓症

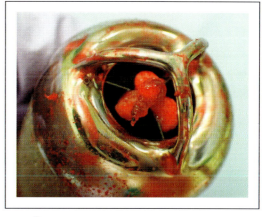

図6 ● 植込型LVADのポンプ内血栓症

れ、大動脈弁機能不全（aortic insufficiency；AI）と呼びます。重症例では、LVADから上行大動脈に拍出された血液が再び左心室に流入しLVADに脱血されることにより、全身への拍出量が低下し、心不全や生命予後の悪化につながります。

　治療のために、生体弁による弁置換術や大動脈弁閉鎖術が必要となることがあります。なお、欧米諸国では、心房中隔欠損症に使用されるAMPLATZER™による左室流出路閉鎖や経カテーテル的大動脈弁植込み術（TAVI）なども報告されていますが[6, 7]、日本では保険診療として認められていません。LVAD術後の弁手術は侵襲性が高いため、AIが重症化する前の予防が重要であり、LVAD装着時に中等度以上の大動脈弁閉鎖不全症を認める場合には、あらかじめ大動脈弁置換術（生体弁）や形成術を同時に行います。また、術後は大動脈弁が間欠的に開放するような回転数に設定すること、血圧をコントロールすることによりAIを予防します。

8 血栓（ポンプ内血栓症など）（図5、6）

　体外設置型LVADは、血液ポンプを目視することができるため、医師および病棟看護師により血栓の有無や変化を毎日観察します。血栓が拡大傾向にあるときや、可動性を認めるときには、体外の血液ポンプ交換が考慮されます。

　一方、植込型LVADは血液ポンプが体内に埋め込まれているため、血栓を目視することはできません。LVADの消費電力上昇や、溶血による尿潜血陽性（ヘモグロビン尿）、LDH値上昇、心エコー検査や右心カテーテル検査を用いたランプテストなどの結果を総合的に判断し、診断を行います。重症の場合には、ポンプ機能不全をきたし、心不全徴候が現れます。

まずは補液や、抗凝固療法の強化などで対処しますが、脳梗塞を含む血栓塞栓症のリスクがあるため、時機を逸さずにポンプ交換を行うことが必要です。

血栓性合併症の予防のためには、脱水を避けるために通常1日2,000mL以上の飲水を指導しています。また、抗凝固療法の至適化のために、外来通院患者さんにはコアグチェック®XSパーソナルというPT-INR自己モニタリングを使用して、週に2回程度PT-INRの確認を行って、ワーファリンの内服量を自己調整するように指導しています。

そのほか、冠尖や上行大動脈の血液のうっ滞により血栓を生じ、冠動脈の入口部を閉塞し心筋梗塞をきたしたり、脳血栓塞栓症をきたしたりする場合があります。

9 LVAD装着患者さんの心臓マッサージ

植込型LVADの大半は、心肺停止時に心臓マッサージを行うことにより、ポンプポケットの損傷や、脱血管による心臓損傷の可能性があるため、心臓マッサージは禁止されています。また体外設置型LVADでは、人工血管の損傷をきたすために原則として禁止しています。ただし、ポンプ機能不全によりポンプが停止している場合には、脳循環を維持するために心臓マッサージをせざるを得ない状況もあります。施設ごとに、緊急時の脳循環の診断方法、対応方法を決めておくとよいでしょう。

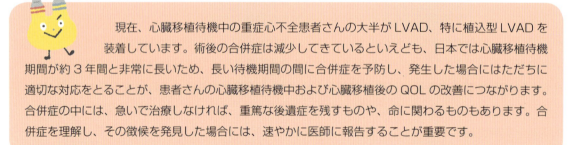

現在、心臓移植待機中の重症心不全患者さんの大半がLVAD、特に植込型LVADを装着しています。術後の合併症は減少してきているといえども、日本では心臓移植待機期間が約3年間と非常に長いため、長い待機期間の間に合併症を予防し、発生した場合にはただちに適切な対応をとることが、患者さんの心臓移植待機中および心臓移植後のQOLの改善につながります。合併症の中には、急いで治療しなければ、重篤な後遺症を残すものや、命に関わるものもあります。合併症を理解し、その徴候を発見した場合には、速やかに医師に報告することが重要です。

引用・参考文献

1) 独立行政法人医薬品医療機器総合機構 医療情報活用推進室. 日本における補助人工心臓に関連した市販後のデータ収集（Japanese registry for Mechanically Assisted Circulatory Support）J-MACS Statistical Report. 2017年3月. http://www.pmda.go.jp/files/000218006.pdf#page=1 （accessed 2017-06-09）
2) 日本循環器学会 / 日本心臓血管外科 学会合同ガイドライン（2011-2012年度合同研究班報告）. 重症心不全に対する植込型補助人工心臓治療ガイドライン. 2013. http://www.j-circ.or.jp/guideline/pdf/JCS2013_kyo_h.pdf
3) Kirklin, JK. et al. Seventh INTERMACS annual report: 15,000 patients and counting. J Heart Lung Transplant. 34（12）, 2015, 1495-504.
4) Crow, S. et al. Acquired von Willebrand syndrome in continuous-flow ventricular assist device recipients. Ann Thorac Surg. 90（4）, 2010, 1263-9.
5) Hatano, M. et al. Less frequent opening of the aortic valve and a continuous flow pump are risk factors for postoperative onset of aortic insufficiency in patients with a left ventricular assist device. Circ J. 75（5）, 2011, 1147-55.
6) Parikh, KS. et al. Percutaneous transcatheter aortic valve closure successfully treats left ventricular assist device-associated aortic insufficiency and improves cardiac hemodynamics. JACC Cardiovasc Interv. 6（1）, 2013, 84-9.
7) D'Ancona, G. et al. TAVI for pure aortic valve insufficiency in a patient with a left ventricular assist device. Ann Thorac Surg. 93（4）, 2012, e89-91.

第3章 VAD

11 植込型VAD装着患者さんの外来看護のポイント

国立研究開発法人 国立循環器病研究センター看護部
副看護師長
堀 由美子 ほり ゆみこ

さくっと理解！

　植込型VAD装着患者さんと家族は、入院時に、①機器について（取り扱い、点検方法、アラームとその対処方法、緊急時対応等）、②日常生活について（就寝時の注意点、シャワー浴の方法、ドライブライン皮膚貫通部の観察方法、動作や姿勢、公共交通機関や車を使用するときの注意点など）、③脳血管障害の予防（抗凝固療法、脱水予防など）、④24時間サポートする家族体制、④その他（心不全予防のための日常生活、食事療法、薬物療法など）を学び、実践できるようにトレーニングをして退院します。退院後は、トレーニングを受けたことが日常生活でどのように活かされ、管理しているか、日常生活で困ることはないかなど、患者さんの生活（暮らし）の中での実践をフィードバックし、患者さんの暮らしに応じた指導を、患者さんのみならず家族も踏まえて継続して行うことが大切です。

1 VAD外来の流れ

　VAD外来は**図1**に示すような流れで行っています。生命維持装置を装着し、在宅管理を行う患者さんが安心して暮らすことができるように、**表1**に示すさまざまな職種とチームで医療を行います。

2 VAD外来の実際

　当院のVAD外来では、臨床工学技士、RTCまたは人工心臓管理技術認定士、看護師、医師が機器の管理、在宅管理を行っています。それぞれの職種が外来で行う内容を**図2**に示します。

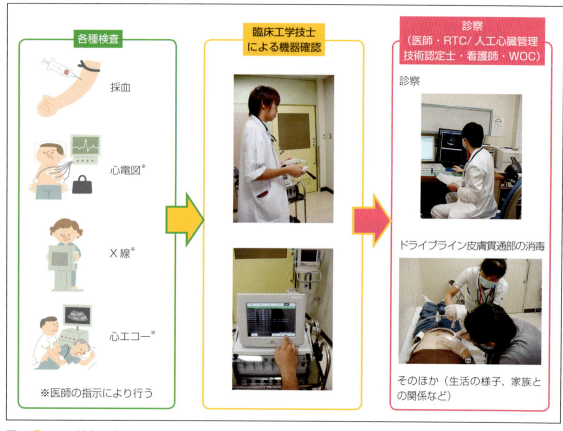

図1 VAD外来の流れ

3 VAD外来看護のポイント

　VAD外来の看護は、入院時に患者・家族に教育したことを退院後実践できているか、また、自宅での生活の様子を情報収集し、新たに工夫や改善が必要なことがないかを確認します。そして、それらをもとに、患者・家族に再教育し、生活に即したケア方法や生活習慣に取り入れることができるように自己管理指導を行います。

1. 機器管理
●機器のチェック

　自宅では昼間はバッテリ駆動で生活をしているため、機器のパラメーターのチェックは朝起きてバッテリ駆動にする前と、寝る前にバッテリ駆動から就寝時に使う機器（デバイスにより名称が異なる）に交換後には必ず確認するように指導しています。ほとんどの患者さんは管理できているのですが、中には、生活に慣れると生活に追われて記録をしていない人がいます。VADは生命維持装置であるため、患者さんがしっかり機器の管理ができているか外来受診時に確認することは大切です。

表1 ● VAD 外来に関わる職種とそれぞれの役割

	職種	役割
主に関わる職種と役割	医師	①診察（全身状態、抗凝固療法の調整、心機能評価、心不全治療　など） ②ドライブライン皮膚貫通部診察 ③日常生活状況の把握と社会復帰支援
	臨床工学技士	①機器駆動状態の確認 ②アラーム履歴の確認 ③機器破損の有無（予備コントローラ、予備バッテリ、その他付属物品など）
	RTC または 人工心臓管理技術認定士	①患者さんの状態の観察 ②機器管理の現状の把握 ③ドライブライン皮膚貫通部の評価とケア方法の指導→ WOC へ介入依頼 ④日常生活状況の把握（生活の様子、指導内容が行動できているか、体重コントロール） ⑤患者さんと介護人の精神面の把握と介入（状況に応じて面談） ⑥家族関係、家族支援体制把握 ⑦社会復帰への支援 ⑧チームの調整
	看護師	①②③④上記同様 ⑤患者さん、介護人の精神面の把握
	WOC	①日常生活と動作の把握 ②ドライブライン皮膚貫通部評価とケア方法の指導 ③ドライブライン固定評価と指導 ④スキントラブルの評価とケア方法の指導
	診療クラーク	診療の補助
必要に応じて関わる職種と役割	薬剤師	①抗凝固療法 ②コアグチェック®管理 ③その他薬剤治療 ③患者指導　など
	精神科医	①診察
	臨床心理士	①患者さんの心の整理 ②カウンセリング
	Child Life Specialist	①子どもの心に寄り添う ②遊びを通じて治療に向き合えるように関わる
	栄養士	①栄養指導（減塩、ワーファリン内服時の食事指導、体重コントロール）

●バッテリ残量確認

　バッテリの残量確認は1時間に1回目視するように指導しています。機器によりますが、残量アラームが鳴るまで交換を忘れたり、うたた寝をしてバッテリ残量アラームで目が覚めたということがあります。外来受診をしたときには、バッテリの管理をどうしているかということも確認します。

●アラーム

　日本人は体格が小さいため回転数が比較的少なく、夜間に Low Flow アラームが鳴ることが少なくありません。はじめのころはアラームが鳴ると敏感に反応していたのが、慣れてしまうとアラームが鳴ったにも関わらず病院に連絡しない人がいます。『慣れる』ということは危険な状態を見逃すことにつながります。各職種の問診は、患者さんの管理状況を確認することができ、大事になる前に異常

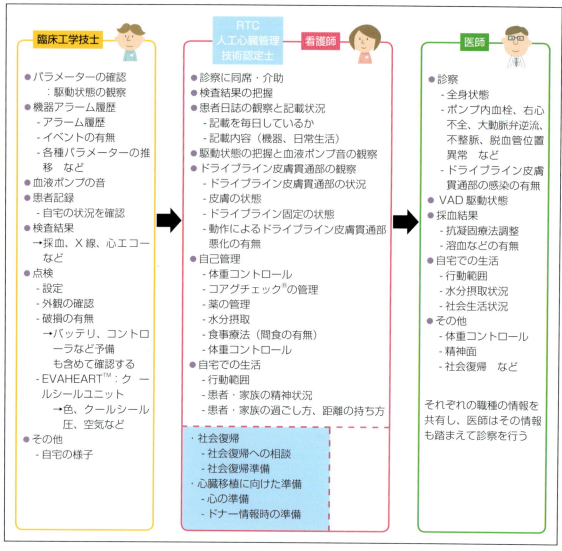

図2 ● 当院におけるVAD外来の実際

を発見する上で大切です。

● ドライブラインの破損

　患者さんは、バッテリ駆動時は、バッテリやコントローラを鞄に入れて生活します。VAD製造メーカーから配布された鞄を用いることが多いですが、肩こりや動きにくさや外観などから市販の鞄を利用する人もいます。中には、鞄のファスナーがドライブラインに当り傷をつけることがあります。そのため、当院では鞄を使うときには、RTCが鞄を確認し、問題ないことを確認したものを使用してもらうようにしています。

　肥満によってドライブラインが短くなり、日常生活の動作でドライブラインが引っ張られたり、鞄の取り扱いによるドライブラインのねじれがドライブラインの破損の原因になることがあります。また、長期使用による摩耗によって、ドライブラインのダクロン部分（布による被覆部）に穴が空いた

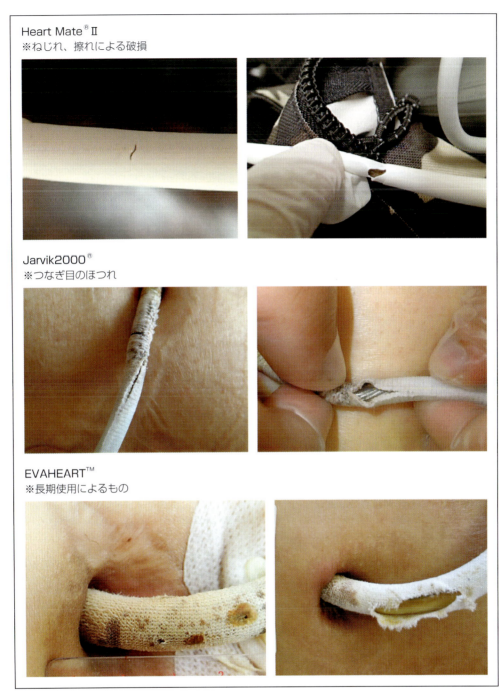

図3 ● ドライブライン破損例

り、継ぎ目がほつれることがあります**(図3)**。

　ドライブラインはVAD患者さんにとって命そのものともいえる部分となるため、外来時に患者さんの鞄の取り扱いやドライブラインのねじれ、ドライブライン皮膚貫通部消毒時にドライブラインを観察し、問題がないことを確認しましょう。

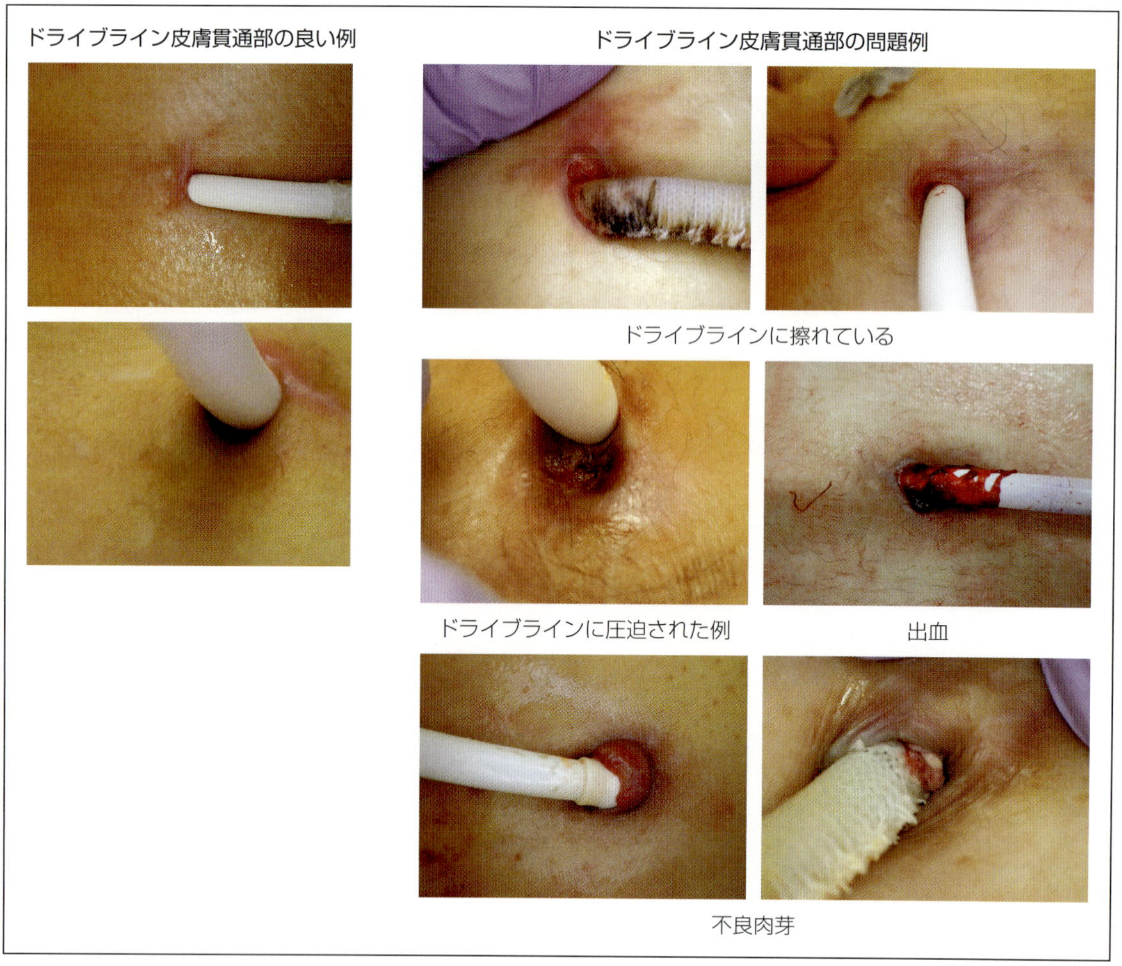

ドライブライン皮膚貫通部の良い例　　　　　ドライブライン皮膚貫通部の問題例

ドライブラインに擦れている

ドライブラインに圧迫された例　　　　　　　出血

不良肉芽

図4 ●ドライブライン皮膚貫通部の写真

2. ドライブライン皮膚貫通部の管理

　退院後の生活の中で、行動範囲の拡大や食べ過ぎによる体重増加などによって腹部の形が変化します。また、発汗や乾燥など、季節や気温の影響で皮膚障害を生じることがあります。

　外来では、患者さんの生活や体型、季節や気温を踏まえてドライブライン皮膚貫通部を観察し、ドライブライン皮膚貫通部や皮膚の状態によって、ドレッシング材を変更したり、スキンケアの方法、ドライブライン固定方法を指導します。

● ドライブライン皮膚貫通部の観察

　ドライブライン皮膚貫通部は、浸出液、出血、発赤、腫脹、硬結、熱感、疼痛、におい、かゆみ、皮膚のびらん、不良肉芽の有無などを観察します **（図4）**。

　ドライブラインが細くて軟らかいデバイスは、一般的にドライブライン皮膚貫通部感染が少ないといわれています。しかし、悪化した場合は治癒に時間がかかる傾向があるため、早期に対応する必要があります。ドライブラインと皮膚の擦れによるびらん、浸出液の有無に十分観察し、ドライブライン皮膚貫通部の状態に応じて、抗菌性創傷被覆・保護材などをドライブライン皮膚貫通部の状態に応

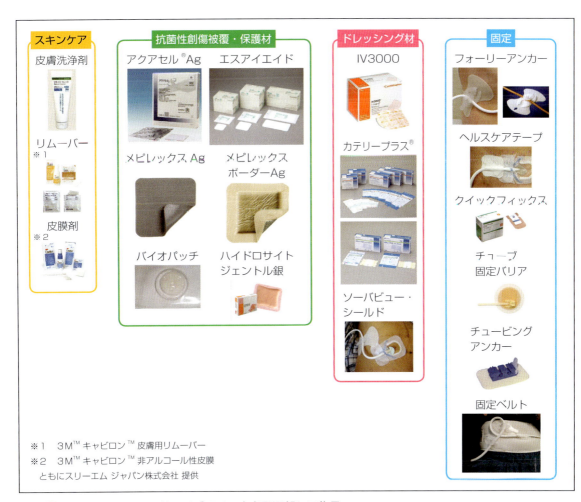

図5 当院で使用しているドライブライン皮膚貫通部ケア物品

じて適切に選択することが重要です**（図5）**。

● スキントラブルの有無

　スキントラブルは皮膚のバリア機能を低下させ、ドライブライン皮膚貫通部の状態悪化の原因になります。入院時にスキンケアの方法を指導していますが、皮膜剤が残っていたり、ドレッシング材の糊の残りがあるなど、スキンケアが十分できていない場合や、ドレッシング材の貼りかたによって皮膚障害を起こす場合があります。外来時は、皮膚の状態を観察し、スキンケアが行えているか、ドレッシング材の貼りかたの確認、指導します。また、ドライブライン皮膚貫通部の状態や患者さんの皮膚の状態に応じて適正なドレッシング材を選択します**（図6）**。

● ドライブラインの固定

　退院後の患者さんは、VADによって心不全が改善します。それによって全身状態が改善し、食欲の増大、リハビリテーションにより筋力・体力・持久力が増大します。体重増加による腹部脂肪層の増加、行動範囲の拡大や動作が大きくなることから、ドライブライン皮膚貫通部が悪化しやすくなり

ドレッシング材の貼りかたが悪く皮膚障害を生じた例

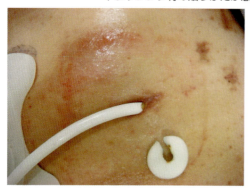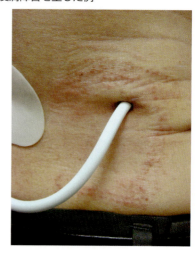

ドレッシング材による皮膚障害例

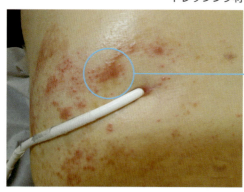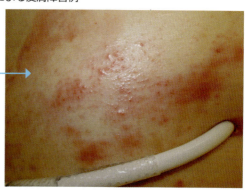

図6 ●皮膚障害例

ます。ドライブライン皮膚貫通部悪化を防ぐために、体型、日常生活状況、行動範囲、患者さんの動作、デバイスのドライブラインの特徴に応じた固定方法の工夫が必要になります。当院では**図5**に示す固定物品を用いて固定を行っています。

●人工心臓スキンケア外来

　当院では2014年2月より週に1回、人工心臓スキンケア外来を開設しています。人工心臓スキンケア外来は、医師、RTCまたは人工心臓管理技術認定士、看護師に加え、皮膚・排泄ケア認定看護師（WOC）が加わります。ドライブライン皮膚貫通部、皮膚障害、ドライブライン固定など管理困難な患者さんに対し、専門的にドライブライン皮膚貫通部管理を行います。

3. 脳血管障害予防

　脳血管障害は、患者さんの予後だけでなく、心臓移植待機中および心臓移植後の患者さんのQOL

に影響するため、予防は大切です。当院では自己検査用血液凝固分析器（コアグチェック®XS パーソナル®）を用い、抗凝固療法を密に調整しています。安定した抗凝固療法を行うために食事摂取について注意するように指導しています。また、脱水は脳血管障害のみならず、血液ポンプ内血栓の原因になるため、水分摂取量およびその摂取方法を患者さんに確認し、偏った飲みかたをしている場合は注意します。

　脳血管障害を合併した場合、状態が安定すれば自宅で管理します。障害者医療や介護保険を活用し、在宅管理が行えるように在宅支援体制を整えます。しかし、VAD 治療が可能な施設に限りがあるため、家族が介護負担しているのが現状です。

4. 自己管理

　自己管理は、安定した状態で自宅で生活すること、合併症を防ぎ心臓移植を待機する上で重要です。自己管理を長期にわたって患者さん一人で継続することは難しく、状態が安定している場合、「これくらい大丈夫かな」など、途中で気持ちが緩んでしまうことが多々あります。そのため、家族を含めて管理できるようにします。外来診察時は、家族にも同席してもらい、生活の様子や家族から見た患者さんの様子について、話を聞くようにします。

5. メンタルケア

　VAD は生命維持装置であるため、24 時間アラームが聞こえる範囲で機器管理のトレーニングを受けた家族・親族と暮らします。入院中は、患者・家族はこれらを理解した上で治療を選択し、家族の体制を整えます。退院後、実際に生活を行うと、想像していた以上の拘束感や自由にならないもどかしさなどを感じます。数年にわたるだろう待機生活に対して、終わりが見えない不確かさ、将来への不安、焦りなどさまざまな思いを持ちます。その中で患者さんと家族のストレスが増大することで、互いの関係がぎくしゃくすることがあります。精神的ストレスから、不眠、頭痛、食欲不振などの身体症状を訴える例もあります。患者さんは、家族に負担をかけてしまっていると思うと「この治療を受けてよかったのだろうか」「自分が死んだほうがよかったのではないか」など、自責の念を強く持ちます。

　外来では、患者さん、家族の言葉、表情、態度、外来の待ち時間の様子などから、精神状態に注意深く観察します。状況によっては、RTC や医師が患者さん、家族それぞれに面談し、精神科受診や臨床心理士の面談などの調整を行います。

6. 社会復帰

　患者さんは、心不全が改善し、日常生活を普通に送ることができると、「社会に参加したい」と思うようになります。社会復帰もまた在宅安全基準に準じ（p.217 **表1**「在宅安全管理基準」参照）24 時間緊急時対応が可能な体制を作らなければなりません。そのため、家族が付き添わない場合は、職場・学校関係者に機器管理のトレーニングを受けてもらいます。緊急時対応は、生命に関わったり、時として後遺症を残す可能性があります。そのため当院では、患者さんと家族（親族を含めた）は第

第**3**章 VAD─11 植込型 VAD 装着患者さんの外来看護のポイント

HEART nursing 2017 秋季増刊　**241**

表2 ● 当院における社会復帰の条件

- ● 退院し、自宅で生活を行い、生活を通じて下記を患者・家族（親族も含む）で話し合い、了承を得ている
  - 第三者に命を預けること
  - 第三者に責任を負わせない
    （緊急時の対応は家族も第三者も同じであることを理解している）
  - 社会復帰は自己責任の範疇であること
- ● 全身状態が安定している
- ● 抗凝固療法が安定している
- ● ドライブライン皮膚貫通部の問題がない
- ● 植込型LVAD駆動が安定しているまたはアラームが鳴らない
- ● 社会復帰をする体力が回復している
- ● 職場・学校の環境が整っている
  - 通勤・通学は家族が付き添う
  - 職場・学校関係者にVADについて医師が説明し、理解と協力を得ることができる
  - サポーター講習
  - 職場・学校環境調査

三者に命を託すことを了承ができるか（第三者に責任を負わせない）、その上で社会復帰を希望すること、社会復帰は自己責任の範疇であることを理解し、退院後生活を通じ実体験をしてもらった上で、家族（親族を含め）で話し合うように指導しています。**表2**に示す社会復帰の条件が整えば医師が社会復帰を許可します。

VAD患者さんは、心臓移植待機患者さんです。患者さんが待機中の自己管理をしっかり行うことは、心臓移植後もしっかり自己管理を行うことにつながります。このことは、提供者からいただいた臓器を守り、提供者やその家族の思いに報い、そしてまた、患者さんの人生を生き抜くという大きな目標を達成することにつながります。

引用・参考文献

1) 中屋貴子ほか：重症患者の循環管理における特殊な医療関連機器圧迫創傷〜植込型補助人工心臓のドライブライン皮膚貫通部圧迫創管理〜．WOC Nursing. 4 (10), 2016, 74-84.
2) 堀由美子．重症心不全患者のケアの実際．HEART. 2 (11), 2012, 67-74.

第3章 VAD

12 VAD装着患者さんにおける精神的ケア

国立研究開発法人 国立循環器病研究センター看護部
副看護師長　緩和ケア認定看護師
河野由枝 かわのゆきえ

さくっと理解！

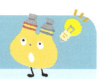

　重症心不全末期患者さんの治療、BTT（bridge to transplantation：移植までの橋渡し）として、補助人工心臓（VAD）の装着が行われるようになりました。2017年8月15日現在、日本臓器ネットワークに登録されている心臓移植希望患者さんは626名[1]で、待機期間は年々延長しており、その長期化が問題となっています。待機のあり方も、疾患や合併症、家族・社会的サポートの有無により、Status1の待機は体外設置型、植込型、強心薬持続点滴に分類され、それぞれに身体的・精神的・社会的な問題を抱えています。

　特にVAD装着患者さんは、VAD装着に伴う合併症（皮膚貫通部感染症、血栓症、心不全など：医学的不確実性）のリスクを常に抱えながら生活しています。中でも植込型VAD患者さんは、通常の体調管理に加え、機器管理、ドライブラインのケアが必要となってきます。これらの管理不足（個人的不確実性）に、介護人の監視下にある生活上の拘束感や社会からの疎外感（社会的不確実性）の中で、不安な感情を抱いたり、抑うつや不眠、怒りなどを感じたりしながら、折り合いをつけつつ待機しています。わたしたち看護師は、患者さんの感情の背後にある状況に対する思考や解釈を知り、患者さんがその状況を乗り越えていけるよう支える必要があります。

1 VAD装着患者さんが直面する不確実性

　VAD治療の適応は、心臓移植以外に、予後の改善が期待できない状態と判断された患者さんや、移植登録の準備中に急性増悪をきたした患者さん、劇症型心筋炎などの可逆的な疾患の一時的な補助循環として装着する患者さんです。VAD装着前から全身状態が不安定な患者さんが多く、不安、抑うつ、不眠などの精神症状を呈している患者さんもいますが、VAD装着後には、身体状態の改善に伴い、これらの精神症状も改善していきます。しかし、生命維持装置を装着することによる不確かなストレスは、VADの離脱まで続きます。

ここでは、Mishel の病気の不確かさ理論[2]（→用語解説）から発展した Brashers の不確実性モデル[3] を参考に、VAD 装着患者さんが直面する不確実性と、不確実性から生じる精神症状とそのケアについて述べたいと思います。

> ### 用語解説
> **病気の不確かさ**
> 　病気に関連する出来事に対して、明確に意味を見いだすことができないこと。回復するかもしれないという可能性のある中で、死の可能性もあるという現実。一方で、状況に対する代替的な解釈で、脅威を減らしたり希望を持つことができるもの。

❷ 心臓移植待機中の患者さんが直面する不確実性

　心臓移植待機中の患者さんが直面する不確実性には、①医学的、②個人的、③社会的の３つがあると考えられます。

1. 医学的不確実性：VAD 治療に伴う合併症とそのほかの合併症
　VAD 装着患者さんが直面する医学的不確実性には、術後出血や脳合併症、心不全、ポンプ内血栓症などの合併症が挙げられます。これらの合併症は、患者さんが予測することは難しく、合併症を発症すると、待機期間の QOL は著しく低下します。患者さんは「移植まで無事に過ごすことができるのか」「VAD 治療を選択したことは良かったのか」など、状況に応じて、不安や抑うつを生じます。

2. 個人的不確実性：セルフマネジメント不足
　植込型 VAD 患者さんは、術後安定してきた段階（退院プログラムの開始時期）から、体調管理を行っていく必要があります。その中でも、VAD の機器管理不足や皮膚貫通部の管理不足から、罪責感を感じる患者さんもいます。

3. 社会的不確実性：生活上の拘束や社会からの疎外感
　体外設置型 VAD 装着患者さんは、待機期間中、入院生活を余儀なくされるため、拘束感を感じます。また、自己の役割を喪失し、社会からの疎外感を感じる患者さんもいます。自宅退院できた植込型 VAD 装着患者さんの中には、同僚が介護人となり、社会復帰できる場合もありますが、多くの患者さんは、VAD 装着前の社会生活へ復帰することは困難な場合が多く、24 時間介護人の下での生活は、患者さんだけでなく介護人も互いに拘束感を感じます。また、「バッテリは交換しているか」「体重が増えてドライブラインの固定は大丈夫か」など、家族の過干渉もストレスとなります。

❸ VAD 装着患者さんとラポールを形成する

　これらの不確実性から生じるさまざまなストレスは、個々の患者さんの状況に応じて変化していきます。ストレスを受けたとき、私たちの体には、それに対処しようと心理的恒常性を維持する力が備わっています。これをコーピング機制（coping mechanisms）といいます。心理的恒常性の維持には、①出来事の知覚、②コーピング、③ソーシャルサポートの３つのバランス保持要因が必要であり、一

> **▼聞く技術**
> 目や顔を見る
> 目線は同じ高さを保つ
> 患者さんに話しやすいように促す（間を保つ、など）
> 相づちを打つ
> 相手の言葉を同じ言葉で反復する
> 相手の言葉を自分の言葉で反復する

> **▼質問する技術**
> わかりやすい言葉を使う
> 「はい・いいえ」以外の答えを引き出す質問をする
> －「食欲はありますか？」→「食欲はどうでしょうか？」
> 病気のことだけでなく患者さん自身のことを聞く
> －「眠れていますか？」→「眠れなくて、食欲がない、楽しめないといったことはないですか？」

> **▼応答する技術**
> 相づちを打つ
> 相手の言葉を自分の言葉で反復する（聞く技術と同じ）
> －応答してもらえると聞いてもらっていると感じることができる
> 「……うまくやっているとは思うんですがね……」
> →「いろいろと工夫されて頑張ってこられているんですね」

> **▼共感する技術**
> 共感する
> －患者さんの気持ちを繰り返して伝える→「とてもつらい状況が続いているんですね」
> ＊十分な沈黙を置いた後、患者さんが目を上げたり、発言したりするのを待ってから、患者の気持ちを理解していることを伝える
> 受容する
> －患者さんの気持ちがもっともであるということを認めて、その正当性を承認したことを伝える
> →「この症状で我慢されていたのはとてもつらかったでしょう」
> 気持ちを引き出す
> －「ご心配なことを教えていただけますか？」「何が一番気がかりですか？」

文献5を参考に作成

図1 ● コミュニケーションスキル（聞く・質問・応答・共感）

つでも欠けると危機に陥るといわれています[4]。

わたしたち看護師は、VAD装着患者さんと信頼関係を構築（ラポール形成）し、彼らがどのような経験をしているのかを理解することが大切です（ラポール形成に必要なコミュニケーションスキルを**図1**[5]に示します）。看護師は、不確実性から生じる感情や葛藤といった患者さんのストレスを客観的に評価し、適切な対処によって、主体的に待機生活を送れるよう援助していく必要があります。

では、ストレスから生じる主な精神症状とそのケアについて説明していきます。

❹ VAD装着患者さんの精神症状とそのケア

待機中に生じる不安や抑うつなどが心理的要因となり、不眠や食欲不振などが生じる結果、待機中のQOLが低下したり、VAD循環に影響を及ぼしたり、合併症のリスクが高まったりする場合と、合併症である脳出血などの器質的障害に伴い抑うつや食欲不振、不眠などを生じる場合とがあります。どちらも、「この状況では当然起こっても仕方がない症状だ」と思いがちで、発見が遅れることがあります。

また、そのほかの身体症状のコントロールが不十分なために、精神症状が増強する場合もあるため、単一の症状だけにとらわれず、トータルペインの視点で患者さんを捉えることが大切です。国立循環器病研究センターの緩和ケアチームに相談の多い精神症状は、不安、抑うつ、不眠、せん妄であり、

表 1 ●自我の防衛機制

レベル 1 精神病的防衛	否認	無視したり認識することを拒否して認めたくない現実を避ける
	投影	受け入れがたい感情や思考を他の人のもの（妄想）だとする
レベル 2 未熟な防衛	身体化	身体症状として現れる
	退行	言語が幼児化したり、行動が前の発達段階に戻る
レベル 3 神経症的防衛	反動形成	本心と反対の感情や態度を示す
	合理化	自分の都合の良い形で衝動・感情・行動を正当化する
	抑圧	苦痛な、葛藤のある思考・衝動・記憶を自分の認識から無意識に置く
レベル 4 成熟した防衛	セルフコントロール	≒ストレスコーピング
	受容	問題や感情を整理して受け容れる

文献 7 を参考に作成

ここでは、せん妄以外の精神状態について述べたいと思います。

1. 不安

●不安とは

　不安とは、特定の対象となる物質がない情動のことをいい、未知のものによって誘発され、その人の自我・自尊心・自己同一性が脅かされた結果として起こります[6]。VAD 装着患者さんの場合、「ドライブラインからの感染で敗血症になったらどうしよう」「がん家系だから、待機中にがんが見つかったらどうしよう」などの不安があると考えます。待機患者仲間が脳出血などの合併症を併発した場合は、心配である一方で「自分に起こったらどうしよう」と考えてしまい、不眠や食欲不振などの身体症状を呈します。また不安が増大し、パニックに陥ると、QOL は著しく低下してしまいます。

　軽度の不安の場合のコーピング機制は、泣く、寝る、食べる、笑う、身体を動かすなどが一般的です。他人との対応では、表面的な対応になる、アイコンタクトが欠如するといった態度で対処したり、自我を守るために防衛機制[6]を用いることもあります。医療者─患者間の人間関係のストレスに対しても、防衛機制を用いて対処しようとする患者さんもいます。防衛機制（**表 1**）[7]は無意識のレベルで作動しており、自分では制御できません。看護師は、防衛機制のいくつかのパターンを知ることで、患者さんが不安に陥っていることを早期に発見することができます。

●不安に対するケア[6]

　不安に対する患者さんの反応（不安のレベル）と、その反応が適切かどうかをアセスメントします。患者さんが不安を認識できるように、患者さんと共に経験を振り返り、不安が強くなる前に起こる状況や思考に気付けるよう、自己表出を促します。不安の構造（心の反芻、**図 2**[8]）の理解を進め、認知の修正を行います。最終的には、患者さん自身が不安をコントロールできるように介入していきます。不安のレベルが高い場合は、安全を提供するケアを優先し、安全が確保できたら不安のレベルを下げることを目標にします。

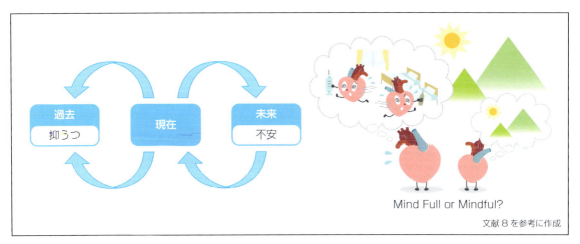

文献8を参考に作成

図2 ● 不安の構造（心の反芻）
マインドフルネスとは、意図的に今この瞬間に価値判断をせず、注意を向けることをいう。
不安は「合併症が起こったらどうしよう」など未来を先取りすることで生じる。抑うつは「自己管理をしっかりやっていれば合併症を起こさなかったのではないか」など過去を反芻することで起こる症状である。過去と現在、未来と現在とのバランスが大事になってくる。
右の絵は、同じ景色を見ても、子どもは素直に景色だけを思い描くのに対して、大人は未来のやるべきことや過去の出来事を思いながら、不安や抑うつで心のスペースがいっぱいになっているということを示している。「今（現在）、あれこれと気に病んでも仕方がない」と、反芻している自分に気づくことができれば、今何をすればよいかが考えられるようになるといわれている。

　有効なケアとしては、リラクゼーション・運動・認知行動療法の組み合わせが良いといわれています。例えば「ドライブラインからの感染で敗血症になったらどうしよう」という不安を抱いている患者さんには、今、感染は皮膚貫通部のみで敗血症はきたしていないこと、早期受診による抗菌薬の点滴で炎症データも改善しつつあるという現在に視点を置くことで、今後はセルフケアをもっと強化していこうと現状を見つめ直し、行動を修正することで、コントロールができるようにしていきます。

　植込型VADの患者さんの中には、ポンプのトラブル・感染や大動脈弁の逆流、右心不全などの大きな合併症で、入院生活を余儀なくされる患者さんがいます。彼らは、なんとかこの状況を乗り切ろうと、防衛機制を使ってこころの安定を図っています。このような医学的不確実性に対しては、要因を除去することは困難な場合が多いため、症状緩和に努め、患者さんのそばにいてマッサージや足浴などリラックスできるケア（快の感覚が得られる）を行うことが効果的です。また、不安な気持ちは話してもよい（話したい人と話したいときに話したいことを話せばよい）ことを伝え、患者さんの反応から不安の状態をアセスメントし、必要に応じて専門家へつないでいきます[6]。

　抗不安薬は、不安の程度に応じて、作用時間と抗不安作用の強さに留意することが必要です **(図3)**[9]。

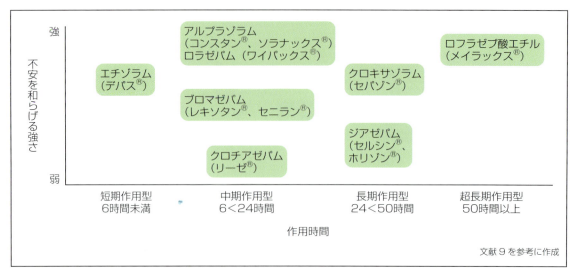

図3 抗不安薬

2. 抑うつ
● 抑うつとは

　VAD装着患者さんに生じやすい抑うつ症状は、VAD装着に伴うものが主であり、合併症発症後に「麻痺が残ってしまった。人の手を借りなければ何もできない、仕事もできない、こんなことになるならVADをつけなければよかった」「こんなはずじゃなかった」など、過去の意思決定を悔やんだり、身体機能や社会的役割などの喪失体験を反芻することにより生じる精神症状です。抑うつは、自律神経や身体にも及び、つばも涙も出なくなり、口渇・便秘・食欲不振から体重減少をきたすこともあり、また肩こりや緊張性頭痛などの身体症状も起こります。

　これらのいくつかの症状は、心不全でも生じるため、うつとの鑑別が必要になります。うつ病の定義は**表2、3**[10]に示します。抑うつでは、入眠維持困難、早期覚醒といった睡眠障害を起こしやすく、時には眠りすぎる患者さんもいます。抑うつ状態では、表情が抑制されているため、感情が伝わってきません。つまり、「落ち込んでいる」「悲しい」という感情は喪失しており、「喜怒哀楽がわからない」「どこかが詰まっていて感情が湧いてこない」というのが特徴です[11]。

　自尊心の低下は、「自分は何もできない、価値がない」と、自閉と無反応を使ってケア介入に抵抗を示してきます[12]。加藤[13]は、LVAD装着後3カ月がたっても、45％の患者さんに抑うつ症状が持続していたことを報告しています。抑うつ症状は、不眠や食欲不振などの身体症状を呈し、QOLを低下させるため、早期介入が必要になります。

● 抑うつに対するケア

　抑うつ症状のある患者さんは、自尊心が低下しています。看護師は、時間を共有し、支持的なかかわりを通してラポールを形成していきます。そのプロセスの中で、看護師の存在そのものが、「患者は価値ある人間である」と看護師が信じていることを示していることになる[12]といわれています。不安と同様に、抑うつの構造**（図2）**[8]の理解を進め、認知の修正を行います。抑うつ症状のある患

表2 ● うつ病（DSM-5）／大うつ病性障害診断基準

下記 A～E を満たす必要がある

A. 以下の症状のうち5項目以上が2週間以上持続し、病前の機能からの変化を起こしている。これらの症状のうち少なくとも1項目は（1）抑うつ気分　または（2）興味または喜びの喪失　が存在する。 ＊（1）～（8）までは、ほとんど1日中、または毎日認める症状 （1）抑うつ気分　　＊子どもや青年では易怒的な気分もありうる （2）すべての活動における興味または喜びの著しい減退 （3）食事をしていないのに、有意体重の減少、または体重増加 　　　＊子どもの場合、期待される体重増加がみられないこともある （4）不眠または過眠 （5）精神運動焦燥または制止 （6）疲労感、または気力の減退 （7）無価値観、または過剰または不適切な罪責感 （8）思考力や集中力の減退、または決断困難 （9）死についての反復思考（死の恐怖だけではない）自殺念慮、自殺企図
B. その症状は、臨床的に意味のある苦痛、または社会的、職業的などの領域で機能障害を引き起こしている
C. そのエピソードは薬剤などの生理学的作用、または他の医学的疾患によるものではない
D. 抑うつエピソードは、統合失調感情障害などの他の精神病性障害群によってうまく説明されない
E. 躁病エピソード、または軽躁病エピソードが存在したことがない

文献10を参考に作成

表3 ● 他の医学的疾患による抑うつ障害

下記 A～E を満たす必要がある

A. 顕著で持続的な期間において、抑うつ気分、または、活動に対する興味や喜びの減退がある
B. 既往歴、身体所見、検査所見から、その障害が他の医学的疾患の直接的な結果である
C. 他の精神疾患によるものではない
D. せん妄の経過中にのみ起こるものではない
E. 臨床的に意味のある苦痛、または社会的、職業的などの領域で機能障害を引き起こしている

文献10を参考に作成

者さんも、無意識に否定的な考えをとってしまうので、そのことに気付かせ、物事に対し肯定的な考えができるよう介入します。抑うつ症状が強いときは、環境調整やセルフケア能力が低下するため、そのニーズを満たし、快の感覚が得られるよう、気分転換なども取り入れます。

●脳卒中に続いて生じる抑うつ

　脳卒中に続いて生じる抑うつ症状は、発症が急激で脳卒中発作の1日または数日以内に生じます。脳卒中から数日以内に生じる抑うつ状態は、左前頭葉の障害[14]または多発性病変[15]に起こりやすく、前頭葉の障害に、感情や本能などに関連する辺縁系の障害、またはこれらのネットワークの障害が関連していると木村[15]は述べています。また、病前の性格や家族のサポートなどの社会的要因も複雑に絡み合っています。

　脳卒中発症後3～6カ月のうつについては、脳の病巣部位のような器質的要因が強く、その後の慢

性期のうつは、脳卒中後遺症による心因性との関連が指摘されています[16]。脳卒中後の抑うつは、自責の念や悲壮感に乏しく、認知機能や実行能力の低下を伴うことがありますが、抗うつ薬の治療によって、認知機能や ADL が改善されることが示されているため、早期からの介入が必要になります。

●早期発見・介入で慢性化を防ぐ

VAD 装着患者さんは、3つの不確実性に加え、脳卒中という合併症により、抑うつ症状を呈しやすいと考えます。慢性化（持続性抑うつ障害）しないよう、早期発見・介入が大切です。

抗うつ薬は、SSRI（選択的セロトニン再取り込み阻害薬：ジェイゾロフト®、ルボックス®など）が推奨されています[17]。抗うつ薬は、効果発現までに 2 週間以上かかるため、効果を認めるまでは、抗不安薬を併用すると症状緩和につながります。

3. 不眠

●不眠とは

睡眠障害は、入眠障害、中途覚醒（途中で目が覚めるが、また眠れる）、早朝覚醒（朝早く目が覚める、中途覚醒の後に眠れない）、全不眠（まったく眠れない）に分類されます。DSM-5 の定義では、これら睡眠障害が 1 週間に 3 夜起こる、少なくとも 3 カ月以上続くものなども含まれています。うつ病や高齢者に多い睡眠障害は早朝覚醒で、睡眠の質（さっぱり目覚めたかどうか、たっぷり眠った感じがするか、もっと眠っていたいか、いくら寝ても寝たりない気がするか、寝床が温かいか）の観察が必要[18]です。

●不眠へのケア

不眠の原因をトータルペインの視点でアセスメントし、環境調整と同時に、ケア可能な苦痛に介入します。夜間の睡眠がとれるように昼夜のリズムをつけ、睡眠パターンに応じた睡眠薬を検討していきます。

脳の器質的な障害がある人や小児、高齢者にベンゾジアゼピン系薬剤を投与すると、不安や興奮、幻覚などの症状が出やすいことはよく知られています。これらの症状を起こしやすい患者さんには、非定型抗精神病薬（セロクエル®、デジレル®）が安全に投与できます。抑うつ症状や食欲不振を呈する患者さんには、NaSSA（ノルアドレナリン・セロトニン作動性抗うつ薬）のミルタザピン（リフレックス®、レメロン®）は鎮静作用と食欲増進作用があり、臨床の場面では効果を発揮しています。通常は、入眠障害の場合は非ベンゾジアゼピン系のゾルピデム（マイスリー®）・エスゾピクロン（ルネスタ®）、睡眠リズム調整の場合はスボレキサント（ベルソムラ®）、ラメルテオン（ロゼレム®）などを検討します。入眠障害と軽い中途覚醒がある場合はブロチゾラム（レンドルミン®）の内服が推奨されます[19]。

まとめ

心臓移植を受けた患者さんから「待機期間中は普通じゃなかった」「おかしかった」などのことばを聴きます。移植という目標に向かってはいるものの、その道のりは険しく、病状の変化などからメンタルヘルスに支障をきたすことがあります。患者さん自身がストレスにとらわれすぎず、自分を大切にし、移植までの道のりを歩んでいけるよう支えることが必要です。また、必要に応じて専門家へつなぎ、慢性化を防ぐ必要があります。

引用・参考文献

1) 日本臓器移植ネットワーク. 移植に関するデータ. http://www.jotnw.or.jp/file_lib/pc/datafile_hope_detail_pdf/heart 0731.pdf（2017 年 8 月閲覧）
2) Mishel, MH. Uncertainty in illness. Image J Nurs Sch. 20（4）, 1988, 225-32.
3) Brashers, DE. et al. The medical, personal, and social causes of uncertainty in HIV illness. Issues Ment Health Nurs. 24（5）, 2003, 497-522.
4) 山勢博彰. "ストレス・コーピング理論". 救急・重症患者と家族のための心のケア：看護師による精神的援助の理論と実践. 編著. 大阪, メディカ出版, 2010, 28-61.
5) メンタルケアモデル開発ナショナルプロジェクト. 包括的なうつ管理のための研修プログラム：導入編〜心臓病とうつ〜. 第 2 版. 2014, 27-8.
6) Stuart, GW. "不安反応と不安障害". 精神科看護：原理と実践. 原著第 8 版. 金子亜矢子監. 東京, エルゼビア・ジャパン, 2007, 359-91.（看護学名著シリーズ）
7) Lazarus, RS. et al. Stress, appraisal, and coping. New York, Springer Pub Co,1984, 456p.
8) Watson, M はか編. がん患者心理療法ハンドブック. 内富庸介ほか監訳. 東京, 医学書院, 2013, 466p.
9) 浦部晶夫ほか編. 今日の治療薬 2016 解説と便覧. 東京, 南江堂, 2016, 1376p.
10) 日本精神神経学会監. "抑うつ障害群". DSM-5 精神疾患の分類と診断の手引. 高橋三郎ほか監訳. 東京, 医学書院, 2014, 90-3・100-1.
11) 中井久夫. "躁うつ病圏の病気". 看護のための精神医学. 第 2 版. 東京, 医学書院, 2004, 157-61.
12) Stuart, GW. "情緒反応と気分障害". 前掲書 6）, 482.
13) NP, Kato. et al. Relationship of Depression Symptoms with Sense of Coherence Among Japanese Patients After Implantation of Left Ventricular Assist Device. J Heart Lung Transplant. 35（4）, 2016, S343.
14) 日本精神神経学会監. "抑うつ症候群". DSM-5 精神疾患の診断・統計マニュアル. 東京, 医学書院, 2014, 180.
15) 木村真人. 脳血管障害を伴ううつ病. 日本医科大学医学会雑誌. 1（1）, 2005, 12-6.
16) 山下一也. 脳卒中後のうつ：頻度と発症時期. 日本脳卒中協会. http://www.jsa-web.org/jsanews/jn8/jn8d.html（2017 年 8 月閲覧）
17) 下田健吾ほか. 循環器疾患患者における抗うつ薬について学ぶ. HEART. 3（11）, 2013, 73.
18) 中井久夫. "睡眠と覚醒". 前掲書 11）. 34-44.
19) 庵地雄太. "睡眠導入薬". 多職種カンファレンスで考える心不全緩和ケア. 菅野康夫ほか監. 東京, 南山堂, 2017, 205-6.

第3章 VAD

13 VAD のトラブル Q&A

国立研究開発法人 国立循環器病研究センター移植医療部
医長

瀬口 理 せぐちおさむ

Q.1 植込型補助人工心臓（VAD）が主流の時代になっても、bridge to recovery（BTR）や bridge to candidacy（BTC）目的での体外設置型 VAD 装着の機会は、いまだに一定の確率であります。
体外設置型 VAD では、看護を含めた医療上の問題点が数多くあると思いますが、血液ポンプへの血栓付着に対する観察ポイントと血栓付着時の対応について教えてください。

A.1 当院では原則、体外設置型 VAD は NIPRO-VAS（ニプロ社）を使用していますので、これからの解答は、NIPRO-VAS の場合です。
血液ポンプへの血栓形成は、患者さんによりその程度の差はあるものの、一定期間装着している場合には、ほぼ全例において避けがたい事象です。しかしながら、その血栓がポンプから剥がれ、流血中に流れてしまうと、脳梗塞やそのほかの末梢臓器の梗塞につながることになります。したがって、医師側からすれば、まず①「血栓付着の有無」をしっかりと観察し、初期の小さな血栓付着を見逃さず報告していただきたいと考えます。そして次に②「血栓性状の変化（拡大傾向、可動性の有無）」を中心に観察し、付着した血栓が流血中に流れてしまう前に報告してください。

1. 体外設置型 VAD の現状とポンプ血栓症

当院では、年間 30～40 件の VAD 装着を行っていますが（症例数ではなく、装着実施件数です。中には 1 例で体外設置型 VAD から植込型 VAD への切り替え術の 2 件を実施する場合があります）、その 30～40％で体外設置型 VAD を装着しています。つまり、いまだ体外設置型 VAD を使用する機会は多く、近年、若年の広範心筋梗塞や劇症型心筋炎による心原性ショック症例に対する VAD 治療の選択肢が循環器内科医の中でも認知されてきている現状では、この傾向はしばらく続くと考えています。

体外設置型 VAD が植込型 VAD に比して合併症が多いことはよく知られていますが、血栓塞栓症、特に脳梗塞につながるようなポンプ血栓症は、患者さんの予後ならびに QOL にとって非常に重要な

問題です。看護の視点からは、そういったリスクのある血栓を早期に発見し、適切に医師へ報告することで、患者のリスクを減ずることが重要と考えられます。

2. 血液ポンプ血栓の観察ポイント

　当院では、NIPRO-VASを装着した症例の目標PT-INR（プロトロンビン時間国際標準比）を3.0〜4.0に設定し、管理しています。症例によっては、PT-INRが4.0を超えていても血栓形成を認める場合があり、出血性合併症と血栓形成のリスクの中で、厳しい管理を強いられる症例も少なくありません。

　血液ポンプ血栓の観察ポイントとして、まずポンプのハウジング側（左心に装着時の上側）とダイアフラム側（左心に装着時の下側）に分け、それぞれで血栓のできやすい部分を中心に観察していきます。血栓の観察時には、ポンプ表面に埃がついていると観察しにくいため、アルコール綿などで拭くと観察しやすくなります。

3. 血液ポンプの部位別観察ポイント

　NIPRO-VASの血液ポンプにて血栓のできやすい部位を**図1**に示しています。

●ハウジング側

　まずハウジング側では、ハウジングの中心部から向かって左側にかけて、血栓が形成されやすい傾向にあります。いずれも血流が停滞し、流速が遅くなりやすい部分ですが、これらの部分は駆動中によく観察すると、血液自体の流速が遅くなり、渦を巻いたように流れていることが視認できます。初期は薄い点状白色血栓から始まり、それらが集合して膜状の血栓を形成しますが、初期の点状白色血栓の時点で同定し、医師に報告してください。膜状血栓を形成し、次にそれらが剥がれてくると可動性血栓となり、血流に流れてしまえば血栓塞栓症につながります。

●ダイアフラム側

　次にダイアフラム側で観察すべき部分は、ポンプの縁に沿った部分です。この部分は縁に沿って血

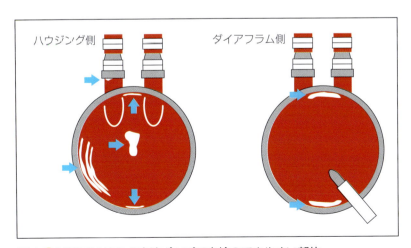

図1 ● NIPRO-VASの血液ポンプで血栓のできやすい部位

栓が付着し、左右に伸びていくことがあります。時に可動性を認めることもありますが、中央部や左側の血栓に比較すると、比較的安定して固着している場合が多いです。ただし、この部分は、ポンプの縁である金属部分の関係で観察が困難な部分でもあり、ポンプ交換後に血液が排除された状態で観察すると、予想以上の血栓付着を認める場合があります。

●まとめ

体外設置型 VAD の血液ポンプへの血栓付着について、主にその観察ポイントについて説明しました。抗血小板薬や抗凝固療法を実施していても、その必要量は個人によって異なり、また同一患者であっても、全身状態の変化などで凝固状態は変化します。医師としてはまず血栓形成の初期の段階で、凝固療法の調整などの対処をしていきたいと考えています。また、血栓が形成してしまった場合には、ポンプ交換の必要性とそのタイミングを判断する必要に迫られます。したがって、①「血栓付着の有無」、②「血栓性状の変化」に注目し、観察してください。

Q.2 体外設置型 VAD が止まってしまったときは、どうすればよいのですか？
駆動装置（VCT-50）にはハンドポンプが付属していますが、実際にどのくらいの頻度で補助すればよいですか？

A.2 体外設置型 VAD の駆動停止を疑ったときには、ポンプの駆動状態を目視で確認（ポンプのダイヤフラム側を観察し、ダイアフラムの動きが認められないようであればポンプは停止している）しつつ、患者さんの意識を確認してください。
そしてポンプ停止が確認されれば、速やかに付属のハンドポンプを装着し、手動でのポンプ駆動を開始してください。理想は 80〜100 回 /min 程度で駆動させることですが、少なくとも 40〜60 回 /min 程度で駆動すれば、臥位になっている患者さんへの最低限の拍出量は確保されます。

1. 最も重要なトラブル：ポンプ停止

VAD 装着患者さんのトラブルで最も重要なものはポンプ停止です。当然、自己心からの拍出では血行動態を維持できなくなった症例が VAD 装着を受けているため、ポンプ停止はすなわち全身血液循環の停止を意味し、患者死亡に直結します。ここでは、体外設置型 VAD の駆動停止トラブルに関連した問題について、当院での経験を交えて紹介します。

2. ポンプ停止時の対応のポイント

実際に筆者はこれまで VAD 機器の停止を経験したことはありません。VAD 機器自体は駆動状態

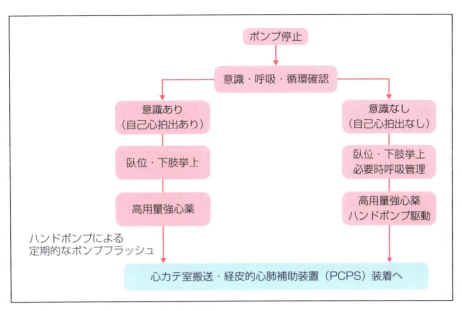

図2 ● VAD装置停止を疑う場合の対応

ではあったものの、何らかの原因（右心不全そのほか）で左心系前負荷が極端に低下し、実質的なポンプ拍出量が確保されずに血行動態の維持が困難であった例は経験しています。

● VAD駆動装置の停止を疑う場合

VAD駆動装置の停止を疑う場合にはまず、ポンプそのものの駆動の確認とともに、患者さんの意識状態を確認してください**（図2）**。ポンプの駆動は、駆動装置のモニター画面を含めた電源ランプなどを確認するとともに、血液ポンプそのもの、特にダイアフラム側の駆動を確認し、ポンプ駆動の有無を確認します。

● ポンプが停止したがVAD装着により自己心機能回復を認める場合

ポンプが停止していた場合であっても、VAD装着により自己心機能回復を認める症例が、時に存在します。その場合には、自己心からの拍出により血行動態が維持される場合があります。自己心からの拍出で血行動態が維持され、意識が確認される場合には、患者を臥位状態もしくは下肢挙上状態としながら、静脈ラインを確保し、高用量の強心薬（ドブタミン5γ以上など）投与を開始します。医師、看護師の慎重な観察の中、速やかに、経皮的心肺補助装置（PCPS）挿入目的にカテーテル室へ移動してください。

このときに注意が必要なのは、自己心機能の回復を認める例において、血行動態が維持されていたとしても、定期的にハンドポンプを用いてVADポンプ内の血液を循環させることです。駆動停止中に血液ポンプ内の血液を循環させなければ、血液ポンプ血栓を形成することにつながり、ポンプの再駆動時などに、これら血栓による血栓塞栓症を合併することになります。

● 自己心機能の回復がない症例でポンプが駆動停止した場合

自己心機能の回復がない症例において、ポンプが駆動停止した場合には、数秒から数十秒で血行動

態は破綻します。実際に、体外設置型 VAD のポンプ交換を実施する際には、一定期間ポンプが停止した状態になります。通常、ポンプ交換は、5γ以上のドブタミンを投与しながら実施しますが、ポンプ交換に 30〜90 秒程度の時間を要することがあります。高度な自己心機能低下を認める例では、ポンプ停止後 10 秒程度から眼前暗黒感を訴え、20〜30 秒で意識混濁状態となります。したがって、その程度の時間経過で、血行動態が破綻すると認識してください。

　自己心機能回復のない症例でも、上記と同様に速やかに PCPS 装着へ進めますが、ポンプ自体はハンドポンプでの駆動に切り替え、手動にて操作してください。ハンドポンプの駆動条件は、体格にもよりますが、通常の体格（体表面積 2.0m^2 程度まで）の場合は患者さんが臥位、下肢挙上の状態で 80〜100 回 /min ほどをめざして駆動しますが、40〜60 回 /min 程度であっても、最低限のポンプ拍出量は確保されると考えています。ただし、ハンドポンプそのものは固いため、数人の医師、看護師で交代しながら実施する体制をつくってください。当院では常備していませんが、ハンドポンプに取り付けて手動駆動のサポートをする機材もありますので、準備しておいてもよいでしょう。

3. 日頃から緊急時対応の意識付けを

　VAD ポンプの停止など、緊急時には冷静な対応が困難になる場合があります。特殊な症例であるため、通常の心肺蘇生とは異なる対応が求められる部分もありますが、基本は呼吸、循環が確保されているかということには変わりありません。ハンドポンプは日常使用する機会がないため、その存在を忘れがちですが、直接人工心臓を駆動させることのできる非常に有用なツールです。病棟でのデモンストレーションなどを定期的に行い、緊急時対応の意識付けを行うようにしてください。

memo

Q.3

心臓移植や VAD の適応と考えられる患者さんがおり、医師からはすでに心臓移植や VAD についての説明を受けています。しかし患者・家族の決心がつかず、いろいろな質問をいただきます。当院では VAD 植え込みの経験数が少なく、十分に質問に対応できていないのではないかと感じます。患者さんからのよくある質問と、それにどのように対応しているかを教えてください。

A.3

心臓移植や VAD 治療は、保険診療としてすでに確立された心不全治療です。しかし実際にその治療を受けるとなると、さまざまな問題から、患者さんやその家族が治療方針決定に二の足を踏むことはよく経験します。われわれの施設では、説明の際には実際に VAD を装着した患者さんの写真や動画に加えて、人工心臓機器のデモ機を実際に見て、触っていただくようにしています。また医師のみならず、VAD コーディネーターやメディカルソーシャルワーカーとも面談いただき、社会経済的側面からも十分な情報を提供するようにしています。

現在の植込型 VAD 治療は、移植までの橋渡しが前提ですので、どうしても移植を含めた総合的な情報提供が必要となります。VAD、心臓移植治療を含む重症心不全診療は、その後の患者さんの人生すべてを背負う治療といっても過言ではありません。実際に VAD 補助下での待機期間を乗り切り、心臓移植を受けた後に、「そういう説明は受けていません」という事態に陥らないように、移植施設ではない VAD 施設の場合は、連携している移植施設の医師や移植コーディネーターなどにも協力を依頼した上で、患者・家族への十分な説明を行うことを心がけてください。

現在、日本では、植込型 VAD 治療は、心臓移植適応である重症心不全患者さんにおける心臓移植までの橋渡し治療としてのみ、保険償還されています。つまり、植込型 VAD 装着を行うには、事前に心臓移植適応検討を行い、正式に心臓移植適応患者として登録されることが必要です。心臓移植適応患者として登録されれば、心臓移植治療はもちろんのこと、VAD 治療においても健康保険が適用される治療となりますので、日本の健康保険の枠組みの中で生活する方すべてに受けていただける治療です。

しかしながら、その治療を実際に受けるとなると、経済的な面はもとより、社会的な面を含めさまざまな負担や制約があり、その点について事前にしっかり説明する必要があります。ところが心臓移植治療、補助人工心臓治療についての説明を行うと、多くの方はその移植後や VAD 装着後の生活の制約や規則、経済的負担に対して不安を感じ、積極的に治療を希望しない方もいます。以下に、当施設において VAD 装着を行った患者さんとその家族からよく聞く質問を記載します。

質問①

移植、VAD の経済的負担について教えてください。

質問への回答およびその対応①

　　心臓移植治療、VAD 治療は共に保険診療であり、日本の健康保険をお持ちの方であればどなたでも受けることのできる治療です。医療費としては、特定疾患医療費助成制度や高額療養費制度、重度心身障害者医療費助成などの公的助成制度を利用することができます。実際に助成される程度は、それぞれの所得や病状により異なるため、詳細はソーシャルワーカーに確認していただく必要があります。

　ただし、VAD 装着に伴い、当施設近くに転居する場合や病院までの交通費、入院中の日用品などは、実費がかかります。VAD 装着後の消毒物品の購入にも、月に数千円から一万円手程度の実費が必要です。さらに実際に心臓移植が受けられるとなった際に、ドナーの入院する施設が当施設から遠方であった場合には、臓器搬送用のチャータージェット代や当院の臓器摘出チームの交通費などは原則、患者さんから支払っていただきます。

　実際には上記の説明の後に、移植コーディネーターやケースワーカーから、より具体的な説明を行います。

質問②

VAD 装着や移植を行うと、どのくらい元気になりますか？

質問への回答およびその対応②

　　VAD や心臓移植についての基本的な説明の後に、多くの場合は VAD 装着後患者さんの写真や動画を見せ、イメージを持ってもらうようにしています。多くは VAD 患者さんの外出トレーニング時の写真や、退院後に患者さんが撮影した生活の中での写真を見せていますが、ウェブ上の写真よりも、実際にそれぞれの施設で治療した症例の画像を見てもらい、治療経過を簡単に説明することで、より理解が深まる印象があります。元の学校や会社など、社会復帰を果たした例についてもお話しします。

　また、場合によっては、実際の VAD 装着患者さんとその家族と面談していただくこともあります。実際の面談では、患者さんもさることながら、ケアギバーとしてかかわる家族の方が積極的に質問し、ケアギバーの実際について情報を収集することで、不安な気持ちの解消に役立ったと言う方もいました。多くの患者さんは、その後も互いに連絡を取り合い、医療者と関係なく情報交換をしています。

質問③

ケアギバーが24時間同居となっていますが、実際にどの程度、一緒にいないといけないのでしょうか？

質問への回答およびその対応③

　国立循環器病研究センターでは原則、患者さんとケアギバーが完全に離れて過ごすことは認めていません。ケアギバーと患者さんは、常にVADのアラームが聞こえる距離で過ごすようにお願いしています。会社や学校に行くときには、家族が付き添うか、学校、会社の方に緊急時の対応を指導し、VADサポーターとして対応していただくようにお願いしています。

　欧米でのVAD治療の歴史を見ると、今後、日本においてもケアギバーに求められるものが変わりうると考えていますが、VAD治療が広がりつつある今こそしっかりとした管理を行い、重症心不全に対する確立した治療法であることを、国内に定着させる必要があります。

Q.4　植込型VADを装着し、在宅管理となった症例が合併症を起こしたときの対応は、どのようにしていますか？ また、注意点があれば教えてください。

A.4　在宅管理の症例が合併症、特に脳卒中などを起こしたときには、ケアギバーが救急要請と同時に当施設に連絡するように指導しています。そこで状況を把握した救急対応医師が指示を出すようになっていますが、当院では、人工心臓診療に携わる医師が、夜間休日も含め交代で連絡がつく体制をとっています。
救急要請時には、原則全例を直接当院へ搬送することにしていますが、病院・自宅間の距離が、VAD在宅管理基準の2時間圏内ではあっても遠方の症例や、当院所在地である大阪府外の症例では、救急隊が近くの病院への搬送を希望することが多く、直接当院への搬送が困難な場合があります。このときは、救急対応を行う医師が、救急隊員から患者さんの状態について情報を収集し、適宜近くの病院への搬送をお願いすることもあります。その場合には、搬送先の病院の対応医師へVADを含めた患者情報を直接提供し、行うべき対応をお願いすることになります。

　当院では、これまで100例以上の植込型VADの装着経験があり、最近では常時50～60人のVAD装着患者さんを外来で管理しています。在宅管理をめざした患者さん、ケアギバー教育や外出、外泊トレーニングの詳細については別項に譲りますが、ここでは在宅管理となってから合併症を起こしたときの実際の対応について、当院での経験を踏まえて紹介します。

【症例】49歳、男性
【基礎心疾患】拡張相肥大型心筋症
【病歴】

　拡張相肥大型心筋症による慢性重症心不全に対して、201X年3月に植込型VAD（HeartMate® II）を装着しました。装着後の経過は良好で6月に退院となります。主たるケアギバーは妻です。

　退院にあたり、自宅が当院から2時間圏内であるものの遠方（自家用車で1時間半程度）であり、現地救急隊の希望もあったため、自宅近くの市民病院（非VAD管理施設）へ連絡し、VAD患者診療の連携を依頼しました。連携にあたっては、まず当院医師が連携施設を訪問し、患者さんの紹介とともにVADについてのレクチャーを行い、救急時の対応について、具体的に説明しました。退院後は、自宅にて安定した在宅管理を継続でき、退院3カ月後には患者さんの希望により職場復帰しました。

　退院7カ月目の201X＋1年1月、外来受診4日後の20時20分ごろ、自宅にてパソコン作業中に物音がしたため、妻が不審に思い訪室したところ、患者さんの意識状態が悪く、流涎していたため、妻が救急要請しました。同時に当院担当医師にも連絡し、妻の状況説明から、何らかの中枢神経系の合併症と判断しました。当院担当医師は救急隊に対し、連携施設である市民病院へ搬送するように指示すると同時に、連携施設医師にも連絡し、中枢神経系合併症が疑われるため、患者さんの来院とともに頭部CT検査の実施を依頼しました。当院からは1名の医師が病院に待機し、さらにもう1名の医師を22時から連携施設に派遣し、現場の医師との連携のもと、対応することとしました。

　24時に派遣医師は連携施設に到着し、連携施設医師との協力のもと、患者さんの診断治療にあたりました。患者さんは救急隊現着時、JCS 2桁で、右共同偏視あり、発語もありませんでしたが、病院到着時には、右上肢バレーサイン陽性と右口角下垂が認められる以外は、意識も回復していました。急性期の頭部CT画像では明らかな異常はなく、脳梗塞と診断しました。

　当日は連携施設に入院し、派遣医師の診療支援のもと経過観察を行いましたが、翌朝当院へ搬送となりました。搬送後に実施した頭部造影CT検査では、右中大脳動脈M2分岐部に血栓による陰影欠損を認め、脳梗塞と診断しました（図3）。その後、神経症状は改善し、退院時には軽度の注意力低下を認める程度で、

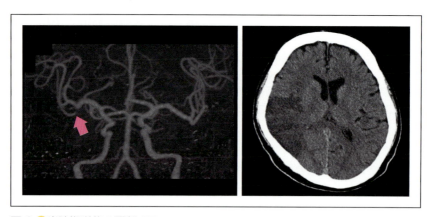

図3 ● 当院搬送後の頭部CT

ほぼ後遺症なく回復しました。

【考察】

　初回退院後 7 カ月目に脳塞栓症を発症した植込型 VAD 装着症例です。通常、VAD 関連塞栓症は VAD 装着後急性期に発症することが多く、安定した慢性期に発症する症例は、当院でもまれな経験でした。植込型 VAD の在宅管理ルールとして、当院では VAD 認定施設から 2 時間圏内に居住することと、24 時間ケアギバーの存在を必須事項として管理していますが、今回の症例のように、2 時間圏内ではあるものの当院から遠方の自宅に戻っている場合には、自宅近くの病院と連携することが必要であると感じました。

　本症例の場合は、幸い連携施設到着時には神経症状の改善を認めており、症状の変化から、当初、中枢側を閉塞していた塞栓子が末梢側に移動したと考えられましたが、発症時の症状は重篤であり、場合によっては、人工呼吸器管理を含めた集中管理を要する可能性もありました。このようなときのためにも、まず患者さんの自宅近くに VAD 連携施設（shared care 施設）を確立することは、非常に重要です。

　しかし、VAD 患者管理経験の乏しい施設と連携する場合には、いかに事前に VAD についての勉強会を行ったとしても、VAD 患者さんの急変に対して、VAD 施設医師の協力なくして適切に対応することは困難です。そのため、当院では今回の症例のように、VAD 連携施設に患者さんが搬送された場合には、当院医師による電話もしくは直接来院しての診療支援を行うことにしています。まだ国内で VAD 症例を経験している施設の少ない現状では、今回当院が実施したような緊急時対応システムを構築する必要があると考えています。

INDEX 索引

欧文・和文

%SYSTOLE	174
ACT	42・58・96
ARDS	105
A ライン	156
BPS	43・56
BTC	188
BTD	188
BTR	188
BTT	188・243
CABG	33・38
CI	135
CPOT	197
CPR	106・110
CRP	52・68
CVP	160
diastolic augmentation	24
DIC	66・107
DT	188
ECMO	105
ECPR	105
Full Empty	175
Full Fill	175
IN/OUT バランス	124・158・198
LOS	33・38・51・102
Low Flow	149・235
mixing zone	96・121・155
NRS	56・197
PA	135
PCI	33・38
PCWP	11・58・135
RASS	43
ROM	53・81
SIRS	67・124
SvO₂	102
systolic unloading	24
VAC	212

あ行

アシスト比	21・45・82
アラーム	21・74
アルブミン製剤	120・145・157
医学的不確実性	243
易出血性	66
移植コーディネーター	215
インフォームドコンセント	109・137
インペラー	96・177
ウィーニング	58
右心 VAD	164
右心不全	195・226
塩基過剰	58
炎症性サイトカイン	124・157
遠心ポンプ	86・95
オーグメンテーション	24
オートクランパー	87・98
オートモード	77

か行

ガーゼ保護	114
外出トレーニング	213
外泊トレーニング	213
拡張不全	37
下肢虚血	39・64
下肢阻血	107・123
ガス交換不良	93
活性化部分トロンボプラスチン時間	52
活性凝固時間	42・52
カテーテル関連血流感染症	227
感染症	68・227
冠動脈灌流圧	35
冠動脈バイパス術	33・38
キャリブレーション	50・74
急性呼吸窮迫症候群	105
胸部 X 線	46・78
局所陰圧閉鎖療法	212
虚血性心疾患	35・63・194・202
キンク	176
駆動モード	77
クランプ	130・148
ケアギバー	191・259

さ行

経皮的心肺補助装置	12
劇症型心筋炎	104・164
血液充満	193
血管拡張薬	11・102
血管作動性物質	157
血管迷走神経反射	41
血漿リーク	99・151
血栓塞栓症	67・206・229
血流音	115・141
結露	72・93・151
抗凝固療法	37・101・198・229・241
後脛骨動脈	42・64・141
抗不整脈薬	52・75・230
呼吸補助	100・102
個人的不確実性	244
混合静脈血酸素飽和度	102
サードスペース	124・157
サーマルフィラメント	119
左心 VAD	164
酸素ブレンダー	99
酸素分圧	122
三方活栓	114・149
軸流ポンプ型	172
自己消毒	212・225
シストリック・アンローディング	24
自動充塡	76
社会的不確実性	244
社会復帰	241
重症呼吸不全	105・109
重症心不全	102・164・186
出血	65・123・139・229
循環維持	100
褥瘡	127・142
心筋梗塞	32・106
心係数	135
心原性ショック	33・102
人工肺	90
心臓移植	187・257

262 HEART nursing 2017 秋季増刊

INDEX

スキントラブル …………… 65・239
スワン・ガンツカテーテル
　………………… 54・79・160
石灰化 ……………………… 34・67
セデーション ……………… 56・71
前傾側臥位 ……………… 126・144
穿孔 …………………………… 35
全身性炎症反応症候群 … 124・157
せん妄 ……………………… 55・70
足背動脈 ……………… 42・64・141
阻血 ………………………… 153

た行

ダイアストリック・オーグメンテー
　ション ……………………… 24
ダイアフラム ……………… 166
体位変換 ………………… 53・70
大動脈内バルーンパンピング … 12
大動脈弁逆流 ……………… 230
大動脈弁閉鎖不全症 ……… 32・101
多形性心室頻拍 …………… 103
多臓器障害 ………………… 139
タッチング ……………… 55・71
チャギング ………………… 159
チャタリング …………… 143・159
中心静脈圧 ……………… 121・159
鎮痛・鎮静プロトコル ……… 56
鎮痛鎮静スケール …………… 53
ディクロティック・ノッチ ……… 28
低心拍出量症候群
　………… 33・38・51・102
糖タンパク液性因子 …… 124・157
疼痛コントロール ……… 197・205
動脈硬化病変 ……………… 67
動脈損傷 ………………… 36・66
ドプラ血流計 ……… 18・42・141
ドライビングチューブ ……… 167
トリガー設定 ………………… 14
トリガーミス ……………… 42・75
トリガーモード ……………… 45
トルサード・ド・ポワント … 103
トレンデレンブルグ ………… 72

な行

二酸化炭素分圧 …………… 122
乳酸値 ………………………… 58
脳血管合併症 ……………… 229
脳低温療法 ………………… 86

は行

肺うっ血 ………………… 51・164
バイオフィルム …………… 145
肺合併症 …………………… 143
肺水腫 ……………………… 38
肺動脈圧 …………………… 135
肺動脈楔入圧 ……………… 135
バクテリアルトランスロケーション
　……………………………… 69
播種性血管内凝固症候群 … 66・107
バルーン損傷 ……………… 46・67
バルーン抜去 ……………… 72
ハンドポンプ ……………… 165
非機能的細胞外液 ……… 124・157
腓骨神経麻痺 ……………… 69
フィルムドレッシング材 …… 144
フォレスター分類 …………… 11
不眠 ……………………… 55・250
プライミングライン ……… 90・149
フラッシュアウト …………… 122
不良肉芽形成 …………… 199・238
フルオートモード …………… 77
フローセンサー ……………… 97
プロトロンビン時間 ………… 52
平均動脈圧 ………………… 121
閉鎖回路 …………………… 101
ヘパリンコーティング ……… 96
ヘパリンナトリウム ………… 42
ヘマトクリット ………… 52・150
ヘモグロビン尿 …………… 126
防衛機制 …………………… 246
補助流量 …………………… 121
保清 ………………………… 55
補体系 ……………………… 67
ポンプ回転 ………………… 179

ま行

ポンプ機能 ………………… 164
ポンプ停止 ………………… 254
ポンプ内血栓症 ……… 231・244
ポンプポケット …………… 205

マーキング ………………… 113
末梢循環障害 …………… 117・142
末梢側下肢灌流 …………… 107
ミキシングゾーン … 96・121・155
メンタルケア …………… 218・241
モニター波形 ……………… 30

や行

輸液 ………………………… 134
抑うつ ……………………… 243

ら行

ラポール …………………… 244
リーク ……………………… 68
リクライニングポジション …… 206
離脱 ……………… 58・101・130
利尿薬 …………………… 11・227
リハビリテーション
　………… 16・209・239
流量センサー ……………… 95

わ行

ワーファリン …………… 207・232

HEART nursing 2017 秋季増刊　263

読者の皆さまへ

このたびは本増刊をご購読いただき、誠にありがとうございました。HEART nursing 編集室では、今後も皆さまのお役に立てる増刊の刊行をめざしてまいります。つきましては、本書に関する感想・ご提案などがございましたら当編集室までお寄せください。

HEART nursing　2017年秋季増刊（通巻409号）

IABP・PCPS・VAD のケアの写真がいっぱい！ あなたもできる！

完全版　ナースのための補助循環

ハートナーシング

The Japanese Journal of Heart Nursing
2017 年 10 月 20 日発行
定価（本体 4,000 円＋税）
ISBN 978-4-8404-5913-6

乱丁・落丁がありましたら、お取り替えいたします。

無断転載を禁ず

Printed and bound in Japan

■監　　修	山名比呂美
■医学監修	大石醒悟　瀬口 理
■発 行 人	長谷川素美
■編集担当	藤井亜実・五道知美・山川賢治
■編集協力	中島悠希子
■発 行 所	株式会社メディカ出版

〒532-8588　大阪市淀川区宮原 3-4-30 ニッセイ新大阪ビル 16F
電　話　06-6398-5048（編集）
　　　　0120-276-591（お客様センター）
　　　　03-5776-1853（広告窓口／総広告代理店
　　　　　　　　　　　　株式会社メディカ・アド）

組版　　株式会社明昌堂
印刷製本　株式会社シナノパブリッシングプレス
URL　　http://www.medica.co.jp/m/heartnursing/
E-mail　heart@medica.co.jp

● 本誌に掲載する著作物の複製権・翻訳権・翻案権・上映権・譲渡権・公衆送信権（送信可能化権を含む）は株式会社メディカ出版が保有します。
● JCOPY ＜（社）出版者著作権管理機構 委託出版物＞
本書の無断複写は著作権法上での例外を除き禁じられています。複写される場合は、そのつど事前に、（社）出版者著作権管理機構（電話：03-3513-6969、FAX：03-3513-6979、e-mail：info@jcopy.or.jp）の許諾を得てください。